Christiane Maute

Homöopathie für Pflanzen

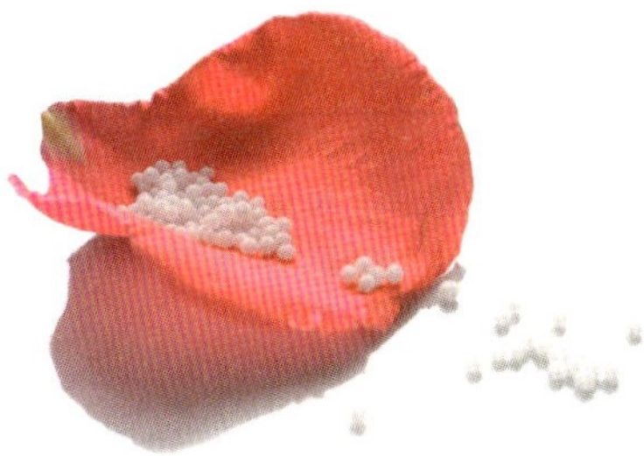

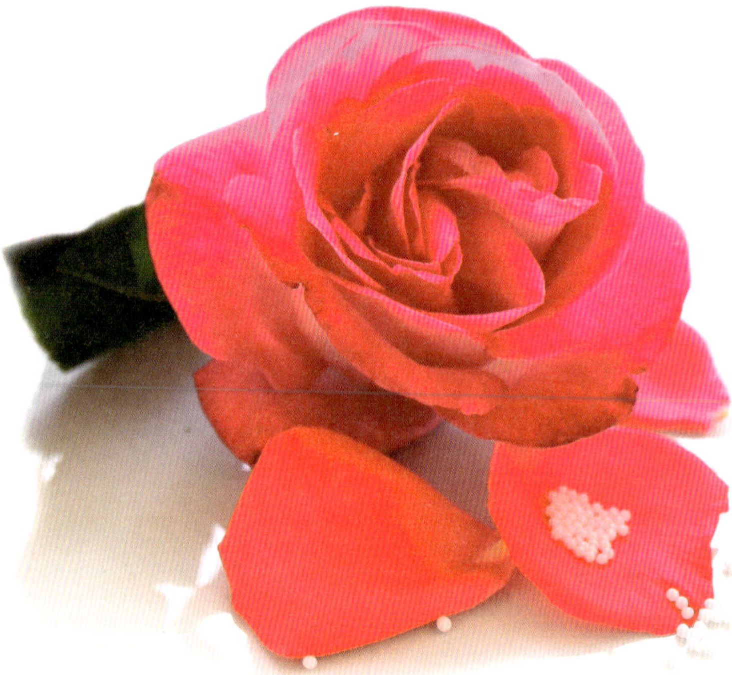

Christiane Maute

Homöopathie für Pflanzen

Ein praktischer Leitfaden für Zimmer-, Balkon- und Gartenpflanzen

Mit Hinweisen zur Dosierung, Anwendung und Potenzwahl

Narayana-Verlag

Inhalt

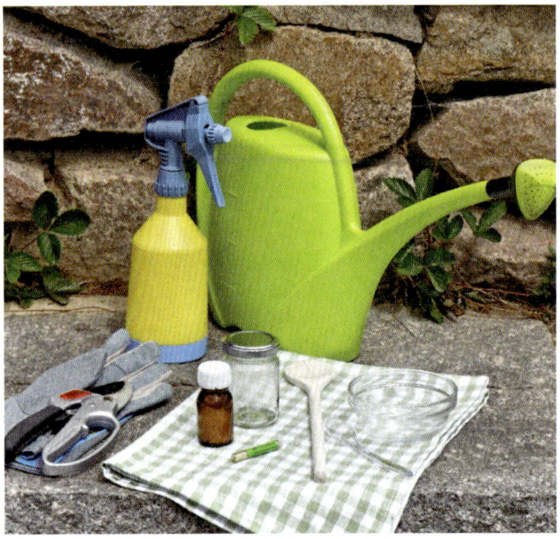

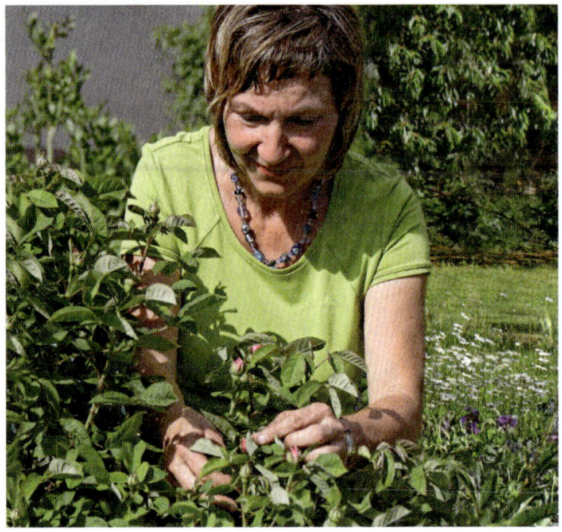

1 Grundlagen

2 Schädlinge und ihre Schadbilder

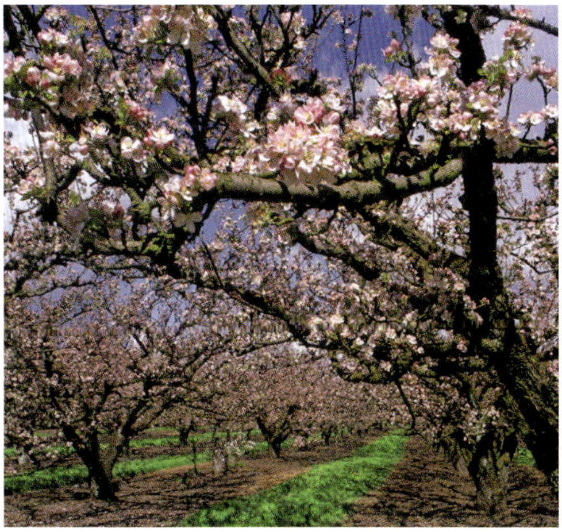

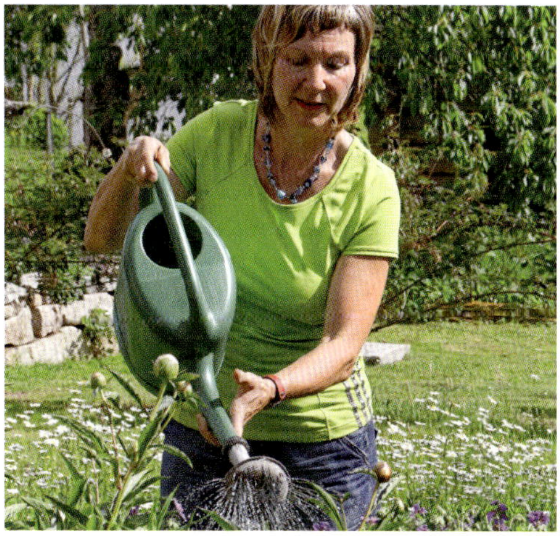

3 Krankheitserreger und ihre Schadbilder

4 Maßnahmen bei speziellen Krankheitszeichen

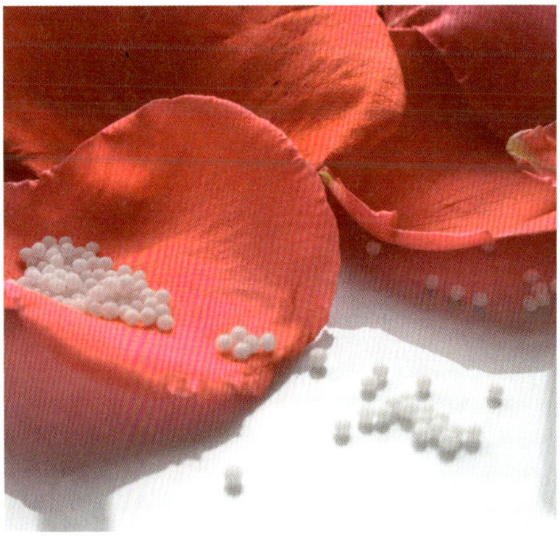

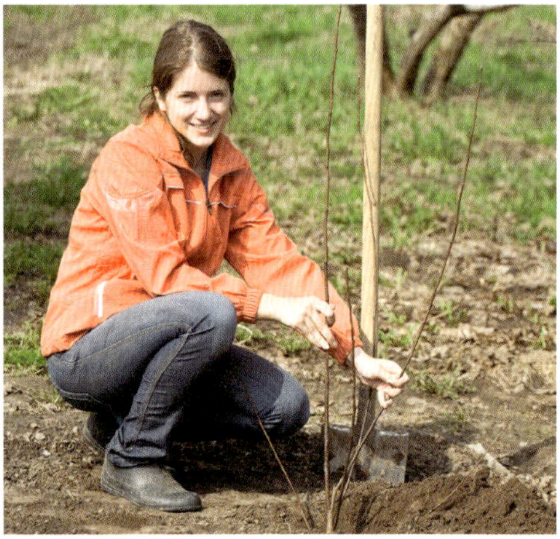

5 Arzneimittelbeschreibungen (Materia medica)

Anhang

Danksagung

Als in mir die Spur gelegt war, die homöopathische Behandlung auch auf Pflanzen auszuweiten, reifte in mir nach und nach der Gedanke, meine bisherigen Erfahrungen aufzuschreiben. Alleine habe ich das nicht geschafft. Deshalb will ich mich an dieser Stelle sehr herzlich bei meinem Mann bedanken; er steht mir unglaublich hilfreich und außerordentlich geduldig zur Seite, und sein Langmut erstaunt mich immer wieder. Er beobachtet und interpretiert die Krankheiten der Pflanzen, wenn ich ratlos davorstehe, und hilft mir dadurch bei der Mittelwahl. Seit seiner Verrentung kann er seinem Hobby, der Gartenarbeit, nach Herzenslust frönen. Und es ist auch für ihn täglich Ansporn, dazuzulernen.

Ebenfalls bedanken möchte ich mich bei meinen Kindern. Oft strapaziere ich sie sehr, wenn sie sich meine „Vorträge in Sachen Homöopathie" anhören müssen. Ich will mich bessern.

Dank sage ich auch meinen Freundinnen und Freunden, meinen Patientinnen und Patienten sowie den Kolleginnen und Kollegen, die gerne die Homöopathie bei ihren Pflanzen anwenden und mir Rückmeldungen geben, ob ein Arzneimittel geholfen hat oder nicht.

Und nicht zuletzt bedanke ich mich sehr beim Narayana Verlag; es hat mich gefreut, dass mein Ansinnen, einen praktischen Ratgeber über die homöopathische Behandlung von Pflanzen zu schreiben, nicht als „Spinnerei" abgetan wurde. Der Narayana Verlag half mir, meine Idee professionell und zügig umzusetzen, und ist fachlich und menschlich ein wunderbarer Ansprechpartner.

Friedrichshafen, im Frühjahr 2011
Christiane Maute

Vorwort zur 7. Auflage

Durch Samuel Hahnemann, den Vater der klassischen Homöopathie, wurde in meinem Denken ein überdimensionales Fenster aufgestoßen. Er schrieb vor über 200 Jahren: Heile so sanft und so sicher wie möglich. Diesen Leitspruch beherzige ich täglich. Und ich bin dankbar dafür, dass mich meine Lehrer und Lehrerinnen lehrten, nach seiner Art zu heilen. Sie weckten in mir eine große Neugier.

Die Behandlung von Menschen mit der klassischen Homöopathie fasziniert mich jeden Tag von Neuem. Diese Heilweise auch auf Pflanzen anzuwenden, scheint logisch, denn Pflanzen sind lebendig – sie sind Teil der Schöpfung wie wir. Doch Logik ist nicht immer einfach, und es dauerte eine Zeitlang, bis ich begriffen hatte, dass sich mit der Homöopathie Pflanzen gleich gut behandeln lassen wie Menschen.

Ich bin zwar Homöopathin, doch keine Gärtnerin – deswegen eine Aufmunterung für alle zukünftigen „homöopathischen Gärtner(innen)". Ich besitze einen Hausgarten und bin von Beruf weder Gärtnerin noch Botanikerin. Und vor 35 Jahren konnte ich kaum eine junge Kohlrabipflanze von einer Rose unterscheiden. Sie sehen, es ist noch kein „Meister vom Himmel gefallen". Das hat sich im Laufe der Zeit wunderbar geändert. Der Garten bereitet den meisten Menschen Freude (und ersetzt den Gang ins Fitness-Studio).

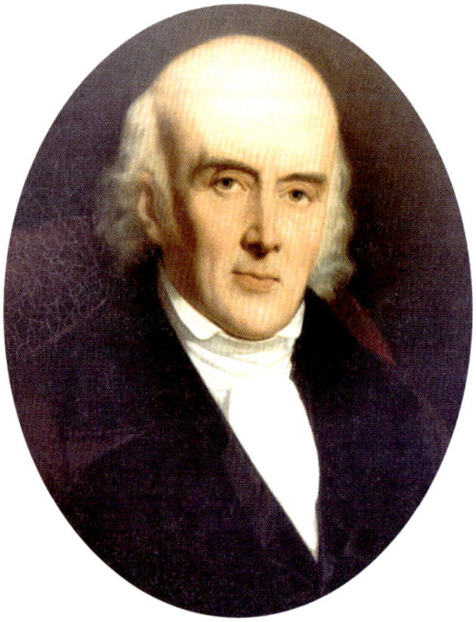

Samuel Hahnemann
(1755-1843)

Wenn es Ihnen gelingt, die Pflanzen mit Hilfe der Homöopathie gesunden zu lassen, werden Sie doppelte Freude erleben. Es geht sicherlich nicht von heute auf morgen, aber immer ein bisschen besser – und es ist so spannend.

Ein weiterer Ansporn ist für mich, dass die homöopathische Pflanzenbehandlung den Einsatz chemischer Pflanzenschutzmittel und Präparate deutlich minimiert oder sogar überflüssig macht. Wenn sich nur ein Bruchteil davon umsetzen lässt, tragen wir dazu bei, unsere Umwelt zu schonen.

Die Resonanz auf dieses Buch ist riesig – aus einem kleinen Schneeball wurde eine Lawine, mit der ich nicht gerechnet habe und worüber ich mich sehr freue.

Auch die Zweifler dürften sich nun von der homöopathischen Wirkung überzeugen lassen, denn die Pflanze widerlegt den „Placebo-Gedanken" gründlich. Wenn das passende Arzneipräparat verabreicht wird, erholen sich witterungsgebeutelte, schädlingsbefallene oder kranke Pflanzen zügig.

Mittlerweile wenden viele begeisterte Hobbygärtner/innen, Erwerbsgärtner, Landwirte und Winzer die Homöopathie an ihren Pflanzen mit z.T. überraschenden, sehr guten Erfolgen an. Manchmal können diese aber auch ausbleiben, denn wir stehen noch am Anfang der homöopathischen Pflanzenbehandlung und müssen noch viel dazu lernen.

Die 7. Auflage der „Homöopathie für Pflanzen", die Sie nun in Ihren Händen halten, ist entsprechend unseren heutigen Erfahrungen laufend geändert und verbessert worden.

Es wäre wunderbar, wenn sich viele Menschen an der Erforschung beteiligen und wir Rückmeldungen erhalten würden. Auch Misserfolge sind wichtig und bringen uns weiter. Dankeschön im Voraus.

Mit der „homöopathischen Gartenarbeit" wünsche ich allen viel Freude und einen „grünen Daumen".

Friedrichshafen, im Frühjahr 2013
Christiane Maute

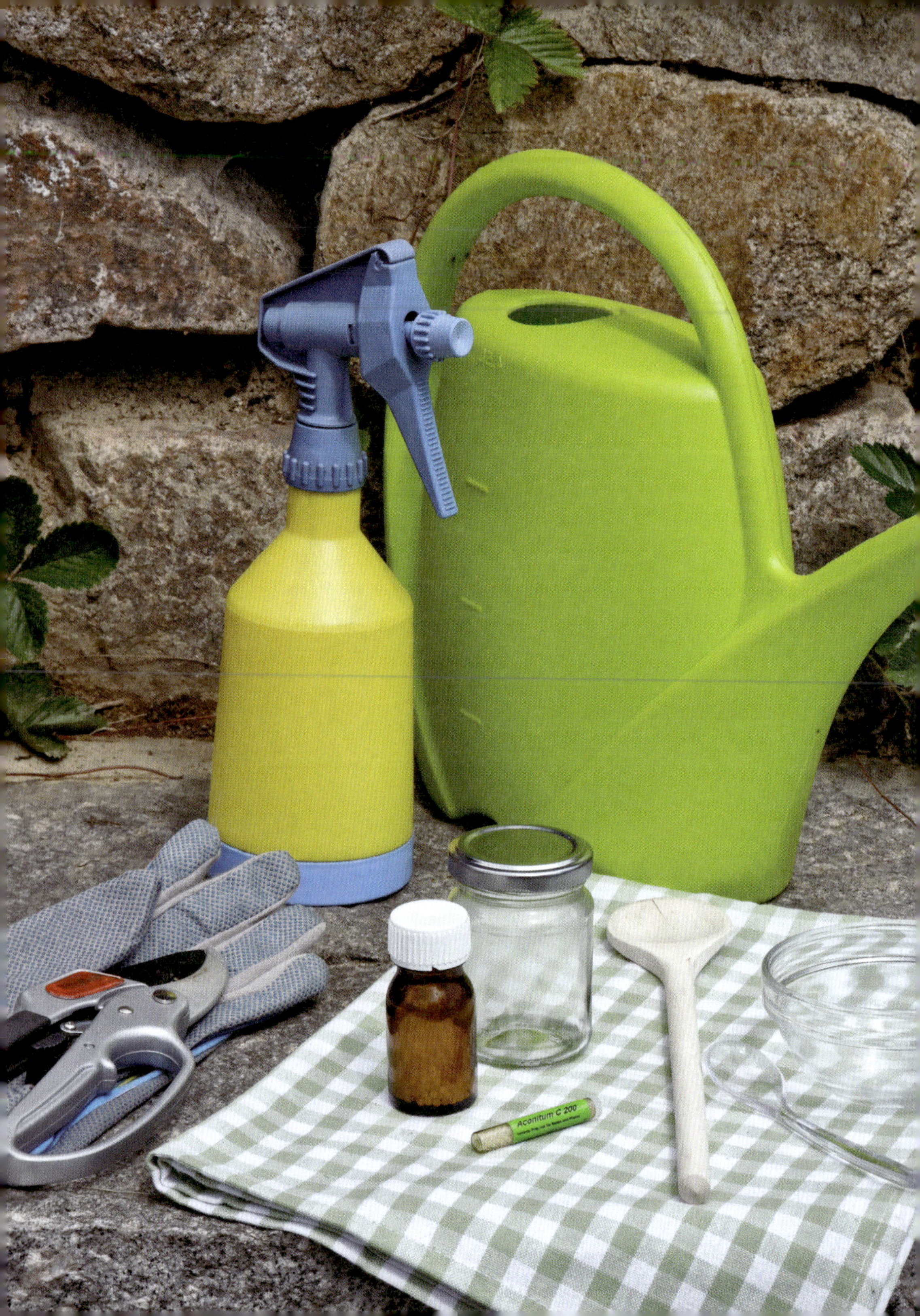
Aconitum C 200

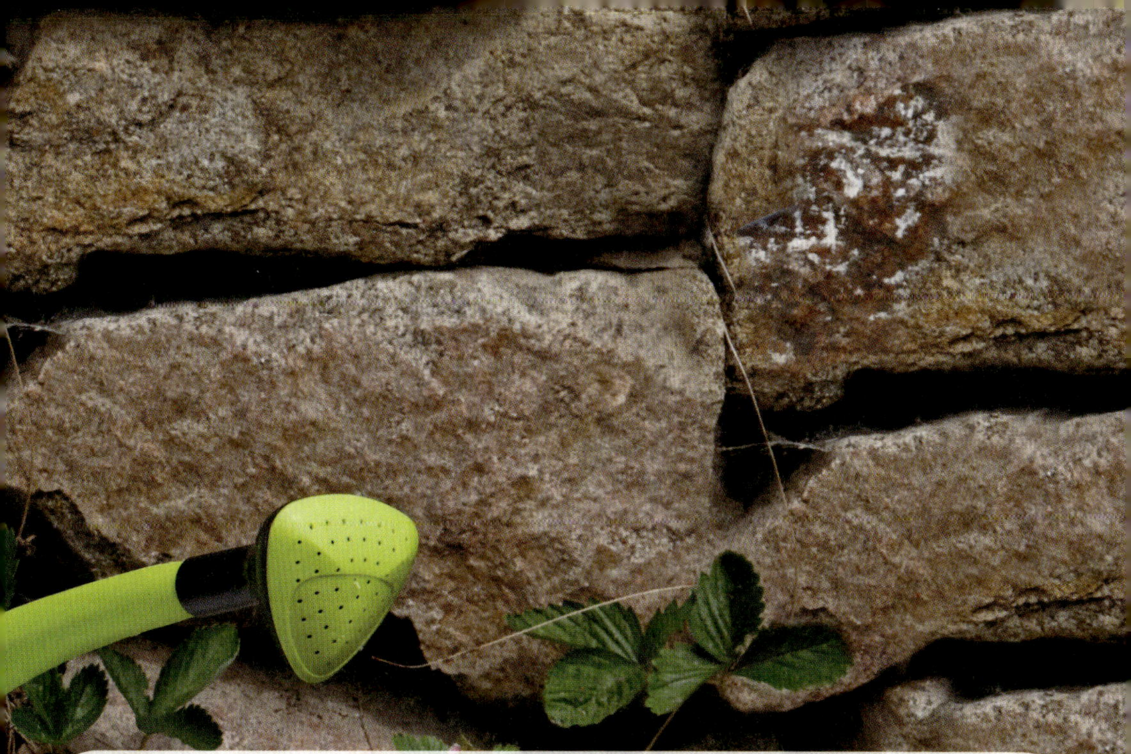

1 Grundlagen

1.1 Wie alles begann

In der Behandlung von Pflanzenkrankheiten oder als Pflanzenschutz wurde die klassische Homöopathie bislang nur am Rande wahrgenommen: Einige Verwegene probierten dies und das – doch einen Durchbruch gab und gibt es bis heute nicht. Es waren vor allem einige Winzer, die es satt hatten, im Weinbau exzessiv zu spritzen. In einer Zeitungsreportage wurde z. B. über einen Winzer in Südtirol berichtet, der den Weinbau ausschließlich mit klassisch-homöopathischen Einzelmitteln und Pflanzenbrühen betreibt und dadurch Spitzenweine und Spitzenpreise hervorbringt. Natürlich hat dieser Winzer auch krankheitsbedingte Ausfälle, obwohl er die Homöopathie anwendet – diese hat er jedoch auch mit herkömmlichen Pflanzenschutzmitteln.

In diesem Ratgeber bemühe ich mich, die Anwendung von homöopathischen Arzneien im Garten so einfach und verständlich wie möglich zu beschreiben. Die im Folgenden beschriebene Verletzungs-Behandlung mit *Arnica* war meine „Initialzündung", um im Garten die Homöopathie weiter anzuwenden. Seither „pflegen" wir unseren Garten klassisch-homöopathisch. Wir setzen natürlich auch bewährte, ungiftige „Hausmittel" ein und nehmen zur Stärkung Pflanzenbrühen, wie z. B. Beinwell-, Brennnessel-, Ringelblumen- und Salbeijauche oder Schachtelhalmsud. Wir sammeln Erfahrungen und stehen noch am Anfang mit der homöopathischen Behandlung von Pflanzen. Wichtig ist mir, dass unsere wunderschöne Welt in Zukunft vielleicht mit deutlich weniger chemischen Pflanzenschutzmitteln auskommt. Das schont unsere Umwelt und den Geldbeutel.

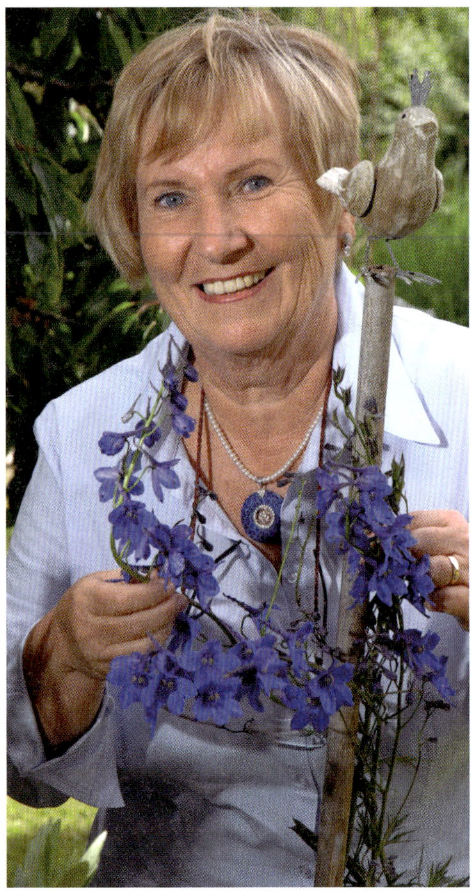

Abb. 1.1: Frau Maute mit einem Rittersporn

Durch Verletzung geschädigte Pflanzen

In meinem Hausgarten setzte ich zum ersten Mal vor ungefähr elf Jahren die klassische Homöopathie bei einem wunderschönen, leuchtend blauen Rittersporn ein. Dieses Prachtexemplar hatte ich auf dem Wochenmarkt gekauft. Beim Austopfen fiel mir die Pflanze herunter – der Hauptstängel knickte ab, hing jedoch noch an Pflanzenfäden. Ich pflanzte ihn trotzdem ein. Da ich neugierig bin, wollte ich gleichzeitig in Erfahrung bringen, ob das homöopathische Hauptmittel bei Stoß, Schlag oder Fall – **Arnica C 200** – auch dem blauen Rittersporn wieder „auf die Sprünge helfen“ würde. So verrührte ich einige Globuli (= Kügelchen) *Arnica* C 200 in einem Wasserglas, mischte diese arzneiliche Lösung unter kräftigem Rühren mit einem Holzrührlöffel in 10 l Wasser und begoss die verunglückte Pflanze. Am nächsten Tag staunte ich nicht schlecht, der Rittersporn stand aufrecht da. Die verletzte Stelle sah noch leicht bräunlich aus, aber die Pflanze blühte weiter. Nun: Zufall oder nicht? Ich vergaß den Vorfall wieder und wendete die Homöopathie im Garten einige Zeit nicht mehr an – aus Gedankenlosigkeit oder weil ich mir nicht sicher war, ob sich die Pflanze nicht auch von selbst erholt hätte.

Das zweite „Arnica-Wunder“ konnte ich im Garten meiner Schwester beobachten: Bei einem orkanartigen Sturm brach die Krone eines Johannisbeerbäumchens komplett ab und lag etwa fünf Meter vom Stamm entfernt auf der Erde. Das Johannisbeerbäumchen war übervoll an Früchten, die annähernd ausgereift waren. Meine Schwester übergoss den trostlos aussehenden Stamm sowie die Wundstelle mit *Arnica* C 200, setzte die Krone des Bäumchens wieder auf den Stamm und „bandagierte“ Krone und Stamm mit Bast, ohne weitere Hilfsmittel einzusetzen. Dann übergoss sie nochmals Krone, Stamm und Erdreich mit *Arnica* C 200. Kurz darauf waren die Früchte erntereif. Ein Jahr später entfernte sie die Bastbandage. Stamm und Krone waren zusammengewachsen, an der wundversorgten Stelle allerdings etwas eingeschnürt. Das Bäumchen trägt immer noch wunderbar und die dünnere Wundstelle ist vollständig verheilt, es ist nichts mehr zu sehen. Die Nachbarn

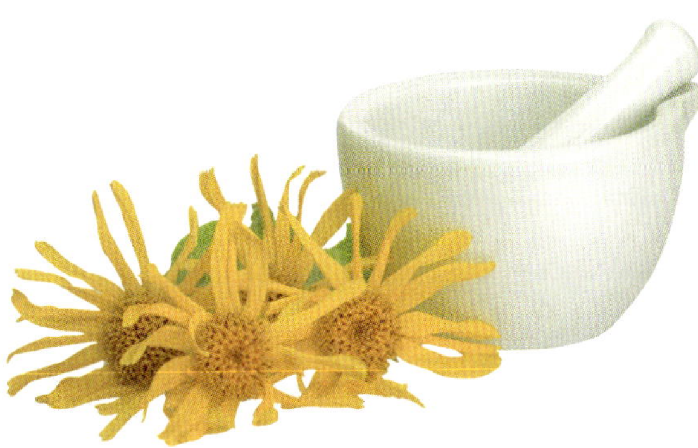

Abb. 1.2: Arnica montana

meiner Schwester bestaunen das Johannisbeerbäumchen jedes Jahr von Neuem. Auch in diesem Jahr hatte es wieder einen starken Blütenansatz.

Durch Krankheit geschädigte Pflanzen

Eine weitere positive Wirkung der homöopathischen Pflanzenbehandlung zeigte unser wunderschöner Kirschbaum an der Terrasse, den mein Vater mit einer köstlichen Mischung aus Knorpel- und Herzkirsche veredelt hatte. Unser Baum bekam plötzlich eigenartige Blätter. Weder mein Mann noch ich kannten die Ursache und schenkten den „komischen" Blättern auch nicht so viel Bedeutung – es würden schon genügend Kirschen geerntet werden können. Trotzdem sahen wir täglich mit Bedenken, dass Blätter eintrockneten und wie im Herbst abfielen. Mein Mann meinte, es würde wie „Pilzbefall" aussehen und ich

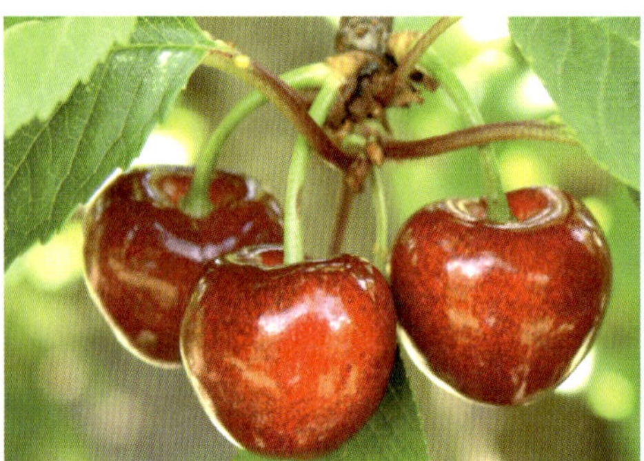

Abb. 1.3: Reife Kirschen

entschied mich, **Thuja C 200** einzusetzen. Mit der *Thuja*-Wasser-Mischung begoss ich das Erdreich und den Stamm. Nach einer Woche wiederholten wir diese Prozedur. Der Baum erholte sich zügig, trockene Blätter fielen zwar weiterhin ab, doch es entwickelte sich schnell wieder sattes Grün. Kurz darauf ein Anruf einer Bekannten: Was ich denn mit meinem Kirschbaum gemacht hätte, sie sei bei unseren Nachbarn eingeladen gewesen und hätte von dort unseren Baum gesehen. Er sei ja wohl der einzige in der Bodenseegegend mit vollem grünen Blattwerk, alle anderen hätten die Monilia-Spitzendürre. Erst daraufhin betrachteten wir unsere Umgebung genauer, und wir erkannten, dass es um die anderen Kirschbäume nicht gut stand.

Nach und nach zog die homöopathische Pflanzenbehandlung weitere Kreise: Nicht nur ich versorgte meinen kleinen Hausgarten homöopathisch, auch Freunde und Patienten wenden mit großer Freude und guten Ergebnissen die Homöopathie an. Einer unserer „ungläubigen" Freunde zeigte mir eines Tages seinen riesigen, 1,5 m hohen Wandelröschen-Busch, der über und über von Spinnmilben befallen war. Sein Gärtner hatte ihm geraten, diesen sofort zu verbrennen, man würde „schlecht Herr", zudem würden sich andere Pflanzen sicherlich anstecken. Unser Freund meinte noch: „Wenn es dir gelingt, diese Viecher mit deinen komischen Kügelchen zu verbannen, dann glaube ich an dein Handwerk." In diesem Moment wusste ich nicht wirklich, welche Arznei dieser Pflanze helfen könnte. Mir fiel eine „Schubladen-Verschreibung" ein: Bei menschlichen Kopfläusen gibt man mit sehr gutem Erfolg *Psorinum* oder *Staphisagria* in Hochpotenz. So gab ich der Pflanze **Psorinum** C 10 000, 6 Globuli in 150 ml Wasser aufgelöst, auf zwei Gießkannen zu je 20 l verteilt. Eine Woche später wurde die Prozedur wiederholt. Ich war sehr gespannt, wer würde denn nun gesunden? Die Pflanze oder die Spinnmilben, die sich eventuell zu „Monstermilben" entwickeln würden und durch die Mittelgabe vor Gesundheit nur so strotzten? Und würden die „Kügelchen" denn überhaupt Wirkung zeigen? Die Natur ist jedoch gescheit – die Pflanze gedieh prächtig und dankte es mit gesundem Wachstum – ohne Spinnmilben. Ungläubige zu bekehren, ist nicht einfach – unser Freund „beäugt" die komischen Kügelchen immer noch als etwas „Esoterisches" und glaubt, dass die Pflanze sich ganz sicher auch von alleine erholt hätte.

1.2 Homöopathische Grundlagen – kurzgefasst

Arzneimittelprüfung und Ähnlichkeitsgesetz

Wenn wir einen kranken Menschen mit klassischer Homöopathie behandeln, ist für uns Homöopathen der Krankheitsname oder die medizinische Diagnose in der Fallaufnahme zunächst von untergeordneter Bedeutung: Im Mittelpunkt stehen die Beschwerden des Patienten. Wir versuchen herauszufinden

- wodurch seine Beschwerden verursacht wurden,
- wie sich seine Beschwerden äußern und wo sie lokalisiert sind und
- wodurch sich seine Beschwerden bessern oder verschlechtern.

Nicht weniger wichtig sind die Angaben, die den Menschen charakterisieren: Ist der Patient beispielsweise ein eher extrovertierter oder introvertierter Mensch, gibt es ausgeprägte Ängste oder typische Verhaltensweisen, lassen sich Vorlieben oder Abneigungen auf bestimmte Nahrungsmittel ausmachen oder leidet der Patient an spezifischen klimatischen Einflüssen. Zudem werden gezielte Fragen zu seiner Krankengeschichte und der seiner Vorfahren gestellt, um Hinweise auf seine genetische Veranlagung zu bekommen. Diese Schilderungen geben dem Homöopathen Informationen über das für den Patienten individuelle homöopathische Arzneimittel.

Dieses homöopathische Arzneimittel, das gegen seine Beschwerden verabreicht wird, verursacht sehr ähnliche Krankheitsbeschwerden, wenn es über einige Zeit in gesundem Zustand eingenommen wird.

Merke

Das Arzneimittel verursacht nach Einnahme in gesundem Zustand genau die gleichen Symptome, wie es bei einem Kranken ähnliche Symptome heilt.

Beispiel: Nimmt ein Gesunder z. B. *Belladonna* (= Tollkirsche) in einer tiefen Potenz (D 3, D 4, D 6) über ein paar Tage ein, wird er – als Zeichen der **Arzneimittelprüfung** – mit heftigsten Kopfschmerzen, schmerzhaften, brennenden Augen, starker Lichtempfindlichkeit, heftigem Fieber mit dampfendem Schweiß, tomatenrotem Gesicht, starkem Frieren und evtl. Fieberphantasien auf die Einnahme reagieren. In unserer Praxis haben wir nun vielleicht ein Kind mit genau diesen Fieber- und Krankheitssymptomen. Wenn wir jetzt *Belladonna*

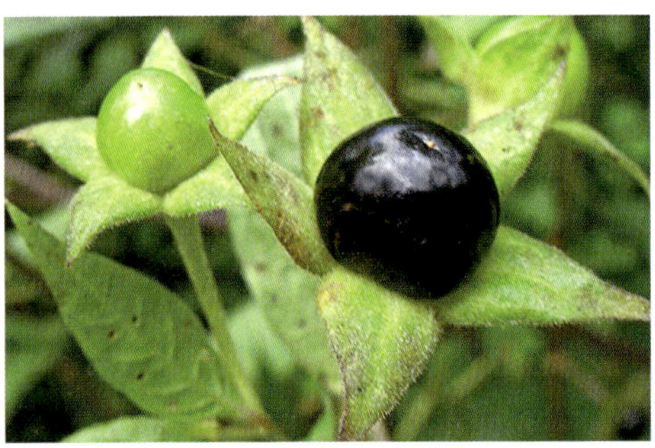

Abb. 1.4: Tollkirsche (Belladonna)

verabreichen, wird diese Arznei nicht noch kränker machen, sondern zuverlässig und schnell heilen.

Dies ist das „Ähnlichkeitsprinzip“ nach Samuel Hahnemann: „Ähnliches wird durch Ähnliches geheilt“. Samuel Hahnemann wusste um die Naturgesetze. Das gleiche Prinzip beherrschen noch einige Naturvölker: Bei den Aboriginies oder bei den Pygmäen wird ein Buschfeuer mit einem gezielten Gegenfeuer gelöscht. Es handelt sich beim „Ähnlichkeitsgesetz“ also um ein mathematisches Naturgesetz = Minus mal Minus gibt Plus.

Dynamisierte Arznei oder das Gesetz der Potenzierung

Von ebenso zentraler Bedeutung ist die richtige Zubereitung des ausgewählten Arzneimittels. In der Homöopathie ist dies der Prozess der Verdünnung und der rhythmischen Verschüttelung der in Alkohol aufgelösten oder mit Milchzucker verriebenen Ursubstanz. Durch diesen „dynamischen Prozess“ wird das Material der Ursubstanz einer Arznei umgewandelt in eine „geistige Form“, in ein Schwingungsmuster, in die Information einer Arznei.

Bei richtiger Arzneiwahl passt diese „geistige Form der Arznei“ in unsere „Lebenskraft“ wie ein Schlüssel ins Schloss. Und sie wirkt eigenartigerweise umso stärker, je stärker sie potenziert (= verdünnt und dynamisiert) wurde. Hier haben wir es dann mit „Hochpotenzen“ (→ siehe Exkurs) zu tun.

EXKURS

Die Auswahl der „richtigen" Potenzhöhe ist eine Wissenschaft für sich und die Erklärung würde an dieser Stelle viel zu weit führen. Deshalb versuche ich, mich auf das zu beschränken, was für Sie als Gartenliebhaber(in) wichtig ist:

- Die **D-Potenzen** (D 1– D 23) sind sogenannte Tiefpotenzen, die noch Materie beinhalten; d. h., sie enthalten noch Spuren der Ausgangssubstanz und werden z. B. wie Dünger eingesetzt (→ Tomatenwachstum Kap. 4.4).
- Die **C-Potenzen** (C 30, C 200 und höher, → Kap. 1.3) sind Hochpotenzen, in denen sich aufgrund der Dynamisation (Verschüttelung, Potenzierung) molekular keinerlei Materie mehr nachweisen lässt. Diese Hochpotenzen sollten bei der Behandlung von Menschen nur vom erfahrenen Homöopathen angewendet werden. Denn sie haben eine ungeheure Kraft und sind nicht sanft, wie fälschlicherweise immer angenommen wird. Sie können heilen und sie können – falsch angewendet – schaden.

Skeptiker der Hochpotenzen meinen, man könne genauso gut ein Stück Zucker in den Ozean werfen, Hochpotenzen hätten die gleiche Wirkung – nämlich keine. Wenn man ein Stück Zucker in den Ozean wirft, wird man kaum Wirkung nachweisen können. Wie und warum wirken diese „Nichtse" der Homöopathie trotzdem? Ist das alles nur Einbildung, handelt es sich um Plazebos? Pflanzen reagieren absolut nicht auf Plazebogaben, sondern zeigen klar und deutlich, ob eine Arznei passt und heilt oder nicht. Pflanzen „interpretieren" keine Verbesserung oder Verschlechterung, wie dies häufig der Mensch subjektiv empfindet. Wenn wir der Pflanze das richtige Arzneimittel geben, können wir schnell objektiv beurteilen, ob die Arznei der Pflanze hilft.

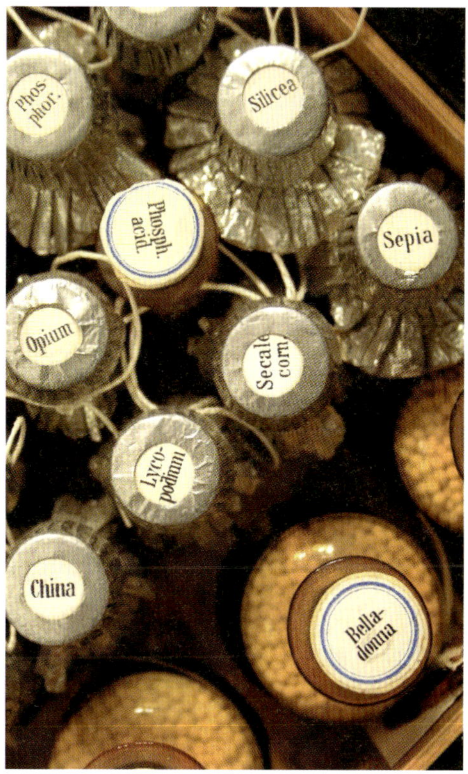

Abb. 1.5: Homöopathische Mittel

Immer wieder konnte ich beobachten, dass Pflanzen sehr gut auf homöopathische Hochpotenzen (C 30, C 200, C 1000, C 10 000 und C 100 000) reagieren – erfreulich zügig und schnell. Im vorliegenden Garten-Ratgeber verwende ich als Düngegaben die D-Potenzen, ansonsten jedoch hauptsächlich die Hochpotenzen C 30–C 200 und bei einigen wenigen Indikationen auch C 1000.

1.3 Homöopathischer Kompass für den Garten

Wie bei der Behandlung am Menschen ist es auch bei der Behandlung von Pflanzen wichtig, die mögliche Ursache der Pflanzenerkrankung, die Modalitäten (= wodurch bessert und wodurch verschlimmert sich der Zustand) zu kennen. Im vorliegenden Ratgeber habe ich in der Modalitätentabelle (→ S. 130-131) nur die „Verschlimmerungen durch" oder auch „Folge von" aufgenommen. Bei einer Verbesserung der Pflanze z. B. durch Standortwechsel, Licht, Wärme usw. benötigen Sie logischerweise kein homöopathisches Arznei-Präparat.

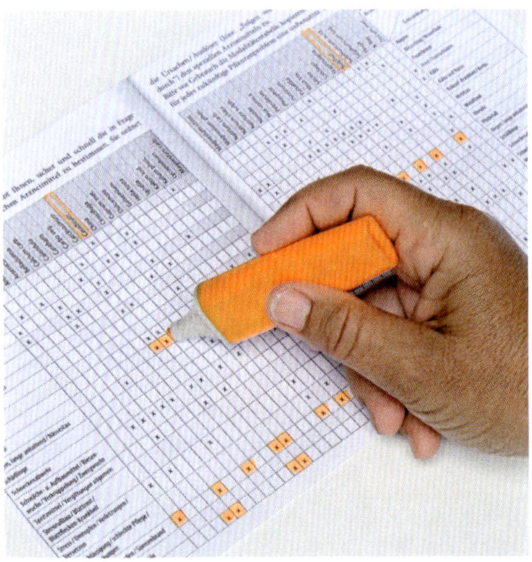

Abb. 1.6: Ausfüllen der Modalitätentabelle

Ferner ist wichtig: Mit welchen Symptomen zeigt sich die Krankheit? Wodurch wurde sie ausgelöst? Vielleicht durch lang andauernde Regenperioden, Dürre, Kälte, Trockenheit, Insektenbefall? Diese Ursachen sind oft der Schlüssel zur Bestimmung des passenden Arzneimittels. Wenn wir die Ursachen eingrenzen können, ist die Pflanzenbehandlung einfach.

Oft kennen wir die Ursache jedoch nicht. Deshalb ist es bei unklarer Erkrankung der Pflanzen natürlich deutlich schwieriger, zu behandeln. Man versucht, die Symptome der kranken Pflanze zu „interpretieren" und zu „verdolmetschen". Handelt es sich vielleicht um eine häufig vorkommende, typische Pflanzenkrankheit, um einen schlechten Standort, liegt ein Nährstoffmangel vor oder falsche Pflege, oder was könnte sonst der Grund sein? Auch hier hilft bei der Auswahl des Arzneimittels die Modalitätentabelle (→ S. 130-131) weiter. So kommen wir mit guter Beobachtung und Arzneimittelkenntnis zum wirkungsvollsten Mittel. Und –

es macht Freude, damit umzugehen. Nicht zuletzt auch deswegen, weil die Pflanze sehr schnell zeigt, ob die homöopathische Arznei hilft. Wenn das Homöopathikum wirkt, sind danach weniger Arzneimittelgaben notwendig, denn die Pflanze wird deutlich gesünder und robuster.

Auswahl der richtigen Arznei

Um das richtige Arzneimittel zu bestimmen, habe ich im Anhang einige Hilfsmittel zusammengestellt. Um mögliche Ursachen für Pflanzenkrankheiten einzugrenzen, benutzen Sie die Modalitätentabelle (→ S. 130-131).

Die Modalitäten kennzeichnen die Art und Weise bzw. den Umstand, wodurch sich ein Symptom verbessert oder verschlimmert. Im vorliegenden Buch sind logischerweise bei der Behandlung von Pflanzenkrankheiten nur die „Verschlimmerungen" in der Ursachenliste vermerkt.

Bevor Sie mit der Behandlung beginnen, sollten Sie die Modalitätentabelle mehrfach kopieren, damit Sie Ihre Eintragungen vornehmen können. Außerdem benötigen Sie einen Farbstift oder Text-Marker, um die entsprechenden Kreuzchen zu markieren. Ein Lineal hilft Ihnen, in der Zeile nicht zu verrutschen. Gehen Sie dann wie folgt vor.

- Sehen Sie sich Ihre kränkelnde Pflanze genau an: Ist der jetzige Zustand evtl. Folge von Frost oder Hitze oder Hagelschlag? Handelt es sich um eine Pilzerkrankung oder Sonstiges? Ist die Pflanze von Schädlingen befallen? Bestimmen Sie, um was es sich handelt.
- „Repertorisation":
  Bestimmen Sie mit Hilfe der Ursachenliste (→ S. 130-131) die möglichen Auslöser.
  - Markieren Sie farbig die entsprechenden Kreuzchen.
  - Mit Hilfe Ihres Lineals überprüfen Sie dann (senkrecht), welches Arzneimittel die meisten farbigen Kreuzchen aufweist. Wenn Sie bei einem Arzneimittel zwei, drei oder sogar mehrere markierte Kreuzchen haben, ist dieses Arznei-Präparat mit großer Wahrscheinlichkeit das wirksamste Heilmittel für Ihre kranke Pflanze.
  - Dieses Arzneimittel (oder evtl. auch mehrere) notieren Sie auf einem Zettel. Lesen Sie anschließend die einzelnen Arzneien in den Arzneimittelbeschreibungen nach (→ Kap. 5) und bestimmen Sie, welches davon zu Ihrem Pflanzenproblem passt. Diesen Vorgang nennen die Homöopathen repertorisieren.
- In den Kapiteln 2 und 3 erfahren Sie, dass die einzelnen Pflanzenkrankheiten mit mehreren Arzneien geheilt werden können. Durch das Repertorisieren mittels der Modalitätentabelle (→ S. 130-131) grenzen Sie das für Ihre Pflanze zutreffende Arzneimittel ein.

- In den „Arzneimittelbeschreibungen" (→ Kap. 5) lernen Sie, wie und bei welchen Gegebenheiten die Arzneien eingesetzt werden können. Dieser Teil ergänzt Ihre eigene Repertorisation.

Vorgehensweise

- Verwenden Sie nur ein Einzelmittel. Stellen Sie bitte keine Mischungen aus mehreren Arzneien her. Vielleicht werde ich zukünftig in Ausnahmefällen für große landwirtschaftliche Betriebe und Gärtnereien zwei Mittel mischen, damit die Ausbringung für große Betriebe nicht so zeitaufwändig ist. Der gleichzeitige Einsatz von mehreren Arzneien muss unbedingt genau abgewogen werden und gehört in die Hände eines erfahrenen Homöopathen. Die Gefahr dabei ist, dass sich nicht alle homöopathischen Arzneien miteinander „vertragen" und sich gegenseitig unwirksam machen können (= antidotieren). Deshalb bitte nicht selbst „experimentieren".

Merke

Bei den jeweiligen Krankheiten finden Sie eine Liste der am häufigsten eingesetzten homöopathischen Hauptmittel.

Für weitere Mittel wählen Sie aufgrund der Symptome unter Zuhilfenahme der Modalitätentabelle auf Seite 130-131 ein homöopathisches Mittel aus.

- Benutzen Sie zum Verrühren nur Plastik-, Porzellan- oder Holzlöffel. Metall kann evtl. die Wirkung des Arzneimittels stören. Deshalb sind Plastik-Gießkannen sinnvoller als solche aus Metall. Nach jedem Gebrauch von homöopathischen Arzneien die Gießkanne reinigen, einfach mit klarem Wasser gut ausspülen.
- Einfaches Übergießen mittels Gießkanne hat sich als effektiver erwiesen als das Sprühen mit einer Pflanzenspritze.
- Übergießen Sie die gesamte Pflanze, also Blattwerk sowie Wurzelbereich. Bei Bäumen den Stamm und das Erdreich bis zur Traufgrenze gießen.

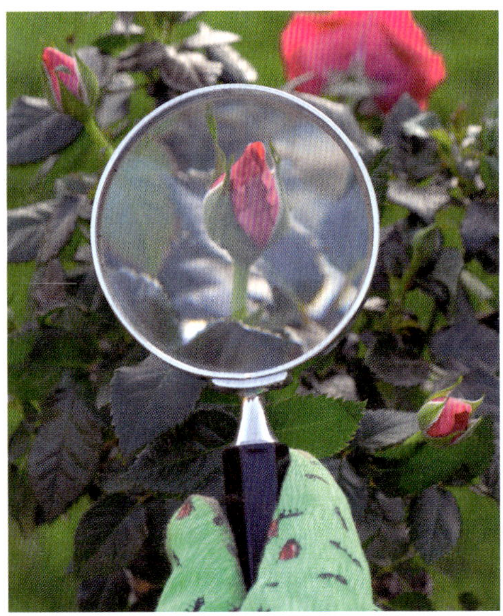

Abb. 1.7a: Kontrolle des Befalls

- Möglichst an einem hellen, trockenen Morgen oder gegen Abend gießen. Die Blätter sollten zügig abtrocknen können. An sonnigen, heißen Tagen nur den Wurzelbereich gießen, da sonst Verbrennungsgefahr der Blätter besteht.
- Gießwasser nicht über die Haut gießen; sonst könnten Sie mit einer Arzneimittelprüfung reagieren (→ Kap. 1.2), die zwar nicht gefährlich, aber auch nicht besonders angenehm ist. Keine Sorge: Falls Sie doch etwas unvorsichtig waren – die Arzneimittelprüfung vergeht innerhalb kurzer Zeit. Deshalb: Kinder und Haustiere möglichst fernhalten, bis das Laub abgetrocknet ist.

Dosierung und Anwendung von C-Potenzen

- Es gibt verschiedene Möglichkeiten, das Arzneiwasser zuzubereiten:

  a) 6-8 Globuli in 150 ml Wasser (entspricht etwa einem Wasserglasinhalt) geben und mit einem Plastik-, Porzellan- oder Holzlöffel zerkleinern. Warten Sie ab, bis sich die Globuli vollständig aufgelöst haben. Dann rühren Sie kräftig um.

  b) Sie können auch einfach abwarten, bis sich die Globuli von selbst aufgelöst haben. Dann rühren Sie diese Mischung kräftig um.

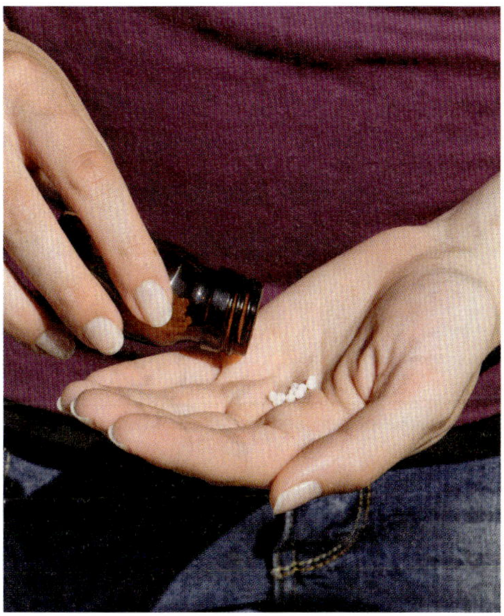

Abb. 1.7b: Abzählen der Globuli

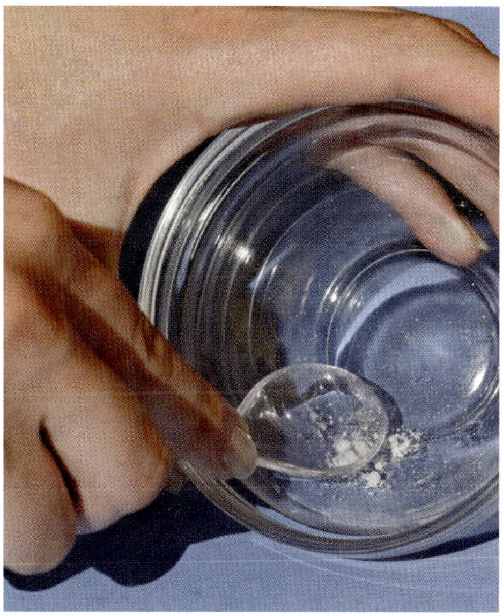

Abb. 1.7c: Zerdrücken der Globuli

c) Sie geben die Globuli in ein Schraubdeckelglas mit ca. 150 ml Wasser und warten, bis sich die Globuli vollständig aufgelöst haben und schütteln dann kräftig.

- Für **Zimmerpflanzen:** 4 Globuli der ausgewählten homöopathischen Arznei mit einem Plastik- oder Holzlöffel in ca. 1 l Gießwasser zerdrücken, auflösen lassen, kräftig durchrühren. Mit dieser Mischung übergießen Sie die Blätter und den Wurzelbereich, möglichst im Freien oder in einer Wanne. Bitte nicht bei starker Sonne oder abends anwenden.
- Für den **Garten:** Zerdrücken Sie 6–8 Globuli mit einem Plastik- oder Holzlöffel in 150 ml Wasser (entspricht etwa einem Wasserglasinhalt). Aus dieser 150 ml Wasser-Arznei-Mischung werden 3 Teile hergestellt, die insgesamt 30 l „Arznei-Wasser" ergeben. Die Portionierung in drei Teile dient dazu, die richtige Verdünnung zu bestimmen. Sie können natürlich mit der gesamten 150 ml Arznei-Wasser-Mischung auch sofort 30 l Gießwasser herstellen. Weil ich nicht zu schwere Gießkannen tragen will, drittle ich die Mischung und schone die Gelenke.
  - ⅓ der Wasser-Arznei-Mischung in eine mit 10 l Wasser gefüllte Plastik-Gießkanne geben. Kräftig rühren (mit Holz- oder Plastikrührlöffel). Bei Bäumen den Stamm und den Wurzelbereich gießen, ebenso bei Tomaten.
  - Mit den restlichen ⅔ der Wasser-Arznei-Mischung wie oben verfahren. (Die 150 ml Wasser-Arznei-

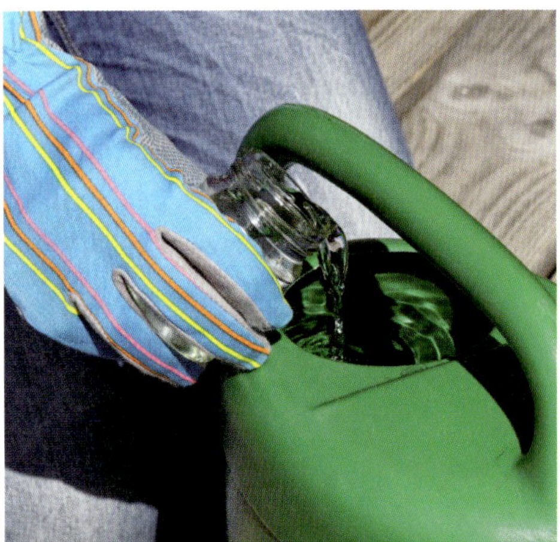

Abb. 1.7d: Aufgelöste Globuli werden ins Gießwasser gegeben.

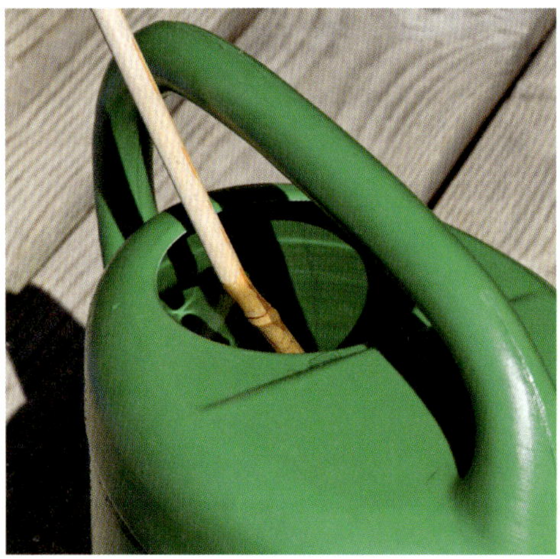

Abb. 1.7e: Gießwasser kräftig durchrühren

Mischung ergeben insgesamt 30 l Arznei-Wasser).

- Zur Anwendung bei **Regenperioden** (→ Kap. 4.2)

Dosierung und Anwendung von D-Potenzen

D-Potenzen werden bevorzugt zur Düngung und Schneckenbekämpfung sowie als Aufbau- und Stärkungsmittel eingesetzt.

- **Düngung:** 80 Globuli D 6 (entspricht ca. ½ Teelöffel Globuli) direkt in ca. 10 l Wasser auflösen, kräftig rühren, das Erdreich im Wurzelbereich gießen.
- **Schneckenbekämpfung:** *Helix tosta* D 6 wird bevorzugt eingesetzt als Globuli oder in flüssiger Form. Zur Anwendung → Kap. 1 S. 16. und Kap. 2.3 (Bezugsquellen → Anhang Kap. VII S. 142).

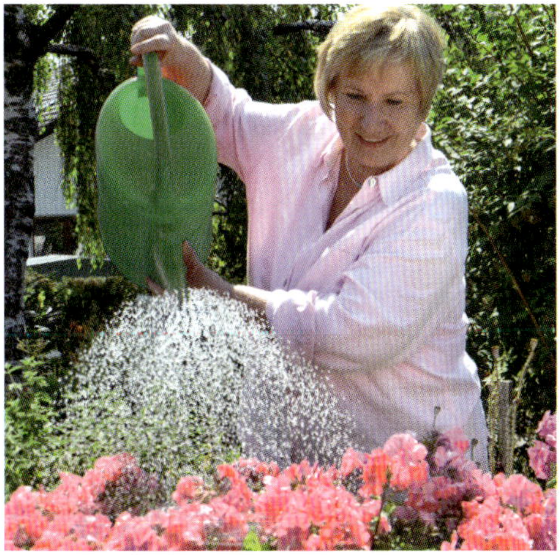

Abb. 1.7f: Gießen von Blatt- und Wurzelbereich

- **Aufbau- und Stärkungsmittel:** Vor allem Calcium- und Magnesiumverbindungen sollten in der Potenz D 6 verabreicht werden → Kap. 4.4 und Anhang Kap. II.

Merke

Grundsätzlich gilt in der Homöopathie:

Wenn sich Besserung zeigt, wird die Arznei nicht wiederholt.

Die Wiederholung erfolgt erst, wenn sich eine Besserung gezeigt hat und die Krankheit in der gleichen Art und Weise wiederkehrt.

Arzneimittelgabe und dann?

Nach der ersten Arzneimittelgabe gilt es nun zu beobachten, ob das richtige Mittel ausgesucht wurde. Bessert sich der Zustand der Pflanze, und wenn ja, wie lange hält diese Besserung an? Oder ist keinerlei Veränderung aufgetreten? Von der Reaktion der Pflanze hängt das weitere Vorgehen ab. Dies ist meines Erachtens der schwierigste Teil in der Behandlung von Pflanzen und erfordert Fingerspitzengefühl. Im Laufe der Zeit entwickeln Sie ganz sicher dafür ein Gespür.

- Lassen Sie sich nicht abschrecken, wenn etwas nicht so verläuft, wie Sie sich das vorgestellt haben. Bleiben Sie geduldig und versuchen Sie es weiter. „Es ist noch kein Meister vom Himmel gefallen". Auch im herkömmlichen Pflanzenanbau geht nicht alles nach Wunsch.

- Wir stehen erst am Anfang in der homöopathischen Pflanzenbehandlung. Unsere Erfahrungen sollten wir untereinander austauschen (→ Homöopathie-Forum „Homeoplant" unter www.homeoplant.de).

Besserung mit nachfolgendem Rückfall

Das richtige Mittel zeigt nach kurzer Zeit eine deutliche Besserung des Pflanzenzustandes (oft bereits nach 2–3 Tagen, z. T. benötigt es auch länger, je nach Erkrankung). Wenn Sie bemerken, dass sich die Pflanze erholt hat, jedoch nach einiger Zeit wieder in den gleichen alten Krankheitszustand kommt, wiederholen Sie das gleiche Arzneimittel. Danach warten Sie wieder 2–3 Tage ab und beobachten.

Wenn Sie eine deutliche Besserung sehen, ist keine weitere Arzneimittelgabe notwendig. Sie wiederholen erst dann, wenn die Pflanze wieder in der gleichen Art und Weise erkrankt.

- Zur **Gesundheits**- und **Wachstumsförderung** der Pflanzen geben Sie 1-mal wöchentlich die homöopathische Arznei (für Tomaten → Kap. 4.4). Es reichen 2- bis 4-malige Anwendungen pro Sommer und pro Arzneimittel (möglichst an Blatt-Tagen = Krebs, Skorpion, Fische [laut Mondkalender]).
- Bei **Krebserkrankungen** wird die Arznei im Abstand von einer Woche über einen Zeitraum von 4–8 Wochen wiederholt (auch länger, je nach Gesundungsfortschritt → Anhang Kap. III).
- Meine Erfahrungen zeigen, dass Pflanzen mit schwerwiegenden oder immer wiederkehrenden Pflanzenkrankheiten häufigere Wiederholungen gut vertragen.
- Bei allen **Pilzkrankheiten**, **Kälte**- und **Nässeschäden** sind eine längere Behandlungszeit sowie häufigere Gaben notwendig. Gute Erfahrungen mache ich, wenn ich alle 3 Tage die Arznei wiederhole. Meistens bedarf es einer 3- bis 4-maligen Arzneimittelgabe hintereinander, jeweils im Abstand von 3 Tagen. Sobald ich eine deutliche Gesundung sehe, höre ich mit der Mittelgabe auf.
- Zur Anwendung nach **Regenperioden** → „Anwendung und Dosierung bei speziellen Gegebenheiten".
- Bei **Schädlingsbefall** kann man mit dem richtigen Arzneimittel bereits nach 2–3 Tagen eine Besserung sehen. Es wird so oft wie nötig wiederholt, wenn die gleichen Schädlinge erneut auftreten.
- Bei **Verletzungen** durch Baum- oder Strauchschnitt, Hagel- oder Hitze-

schäden gebe ich das ausgesuchte Arzneimittel vorerst einmalig. Dann eine Woche warten. Meistens hat sich die Pflanze nach dieser einmaligen Gabe bereits deutlich erholt. Falls nötig, nach einer Woche noch einmal wiederholen.

Besserung und kein Ansprechen auf wiederholte Arzneigabe

Wenn die Pflanze sich erholt, jedoch erneut kränkelt und die vorherige Arznei in gleicher Potenzhöhe nicht mehr bessert, nehmen Sie von der gleichen homöopathischen Arznei eine höhere Potenz.

Beispiel: Wenn Sie bei einer Pilzerkrankung bisher mit *Rhus toxicodendron* C 30 gute Ergebnisse feststellen konnten, die Pflanze auf die erneute Mittelgabe jedoch nicht mehr mit deutlicher Gesundung reagiert, dann nehmen Sie *Rhus toxicodendron* in einer höheren Potenz, nämlich C 200. Wenn die Pflanze daraufhin positiv reagiert, bleiben Sie bei *Rhus toxicodendron* C 200 und gießen oder spritzen, alle 2–3 Tage, z. T. reicht 1-mal pro Woche, bis Sie eine deutliche Gesundung verzeichnen können. Dann die Gieß- oder Spritzabstände vergrößern.

Keine deutliche Besserung

Wenn Sie sehen, dass sich die Pflanze nach der ersten Mittelgabe nicht deutlich erholt, ist die Arznei zu wechseln.

- Gründlich nachdenken, beobachten und Kapitel 2 („Schädlinge und ihre Schadbilder“) und Kapitel 3 („Krankheitserreger und ihre Schadbilder“) nochmals zu Rate ziehen und auch die Witterungsverhältnisse berücksichtigen.
- Die Modalitätentabelle (→ Anhang Kap. I, S. 130-131) neu ausfüllen.
- Anschließend die Beschreibungen der Arzneimittel (→ Kap. 5) studieren und ein neues Mittel einsetzen.

Anwendung und Dosierung bei speziellen Gegebenheiten

- **C-Potenzen:** Bei **Regenperioden** die Pflanze nicht noch zusätzlich mit 30 l Wasser gießen, sondern 6–8 Globuli in ca. 150 ml Wasser verrühren und

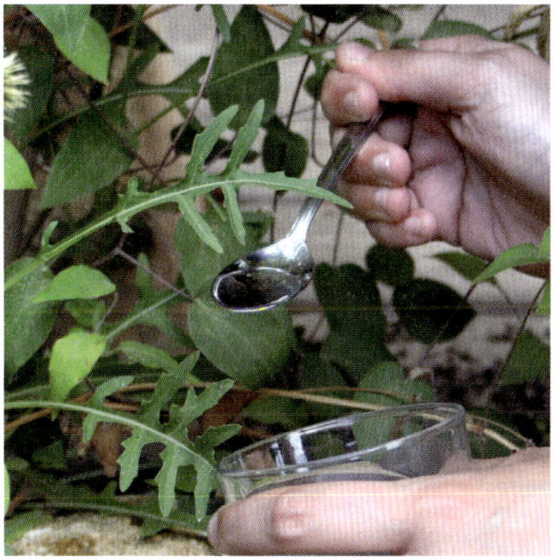

Abb. 1.8: Löffelweises Ausbringen der Mischung

diese Arznei-Wasser-Mischung löffelweise im Wurzelbereich ausbringen. Es genügen 6–8 Teelöffel pro Pflanze, evtl. muss nach 2–3 Tagen wiederholt werden, das ist wetterabhängig.

- **D-Potenzen – Schneckenbekämpfung.** *Helix tosta D 6* wird eingesetzt als Globuli oder in flüssiger Form:
  - Globuli: ½ Teelöffel Globuli (entspricht etwa 80 Globuli) direkt in 10 l Wasser auflösen, über die Pflanzen gießen.
  - Flüssigkeit: 10 ml in 10 l Wasser auflösen, über die Pflanzen gießen.

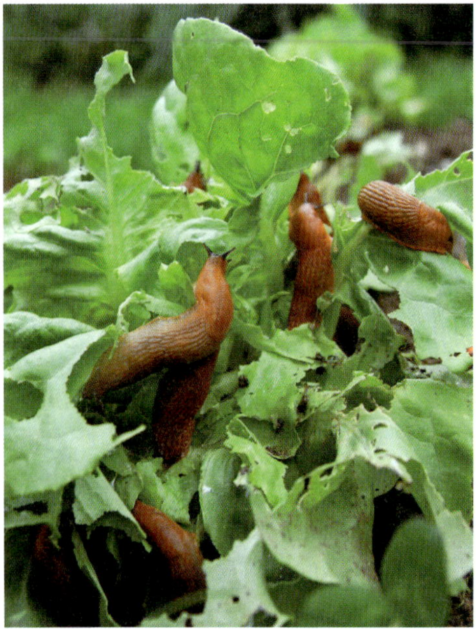

Abb. 1.9: Helix tosta wird eingesetzt bei Schneckenbefall

Aufbewahrung der homöopathischen Präparate

Bitte achten Sie darauf, dass Sie Ihre Arzneien sicher aufbewahren, denn homöopathische Arzneien sind keine harmlosen „Zückerchen". Homöopathische Arzneien sind über viele Jahre haltbar, wenn sie gut – unter Beachtung folgender Regeln – aufbewahrt werden:

- Homöopathika nicht über Zimmertemperatur lagern, aber auch nicht im Kühlschrank
- keiner direkten Sonnenbestrahlung aussetzen
- keine **stark** duftenden Stoffe in der Nähe (z. B. Parfum, Seife, Gewürze, Tee, kampherhaltige Salben) aufbewahren
- Magnetfelder meiden (Radio, Fernsehen, Mobiltelefone)

Vorbeugende Behandlung

Homöopathische Arzneimittel lassen sich auch präventiv einsetzen. Wenn z. B. Pilzkrankheiten durch nasses, schwüles oder heißes Wetter zu erwarten sind, setzen Sie das entsprechende Arzneimittel 1- bis 2-mal vorbeugend ein. Bei bereits beginnenden Pilzkrankheiten ist es sicherer, anfangs alle 2–3 Tage zu gießen oder zu spritzen, bis sich eine deutliche Besserung zeigt. Wenn sich nach diesen regelmäßigen Gießintervallen die Pflanze deutlich gesünder zeigt, reicht es aus, in größeren Abständen nach Bedarf zu gießen oder zu spritzen.

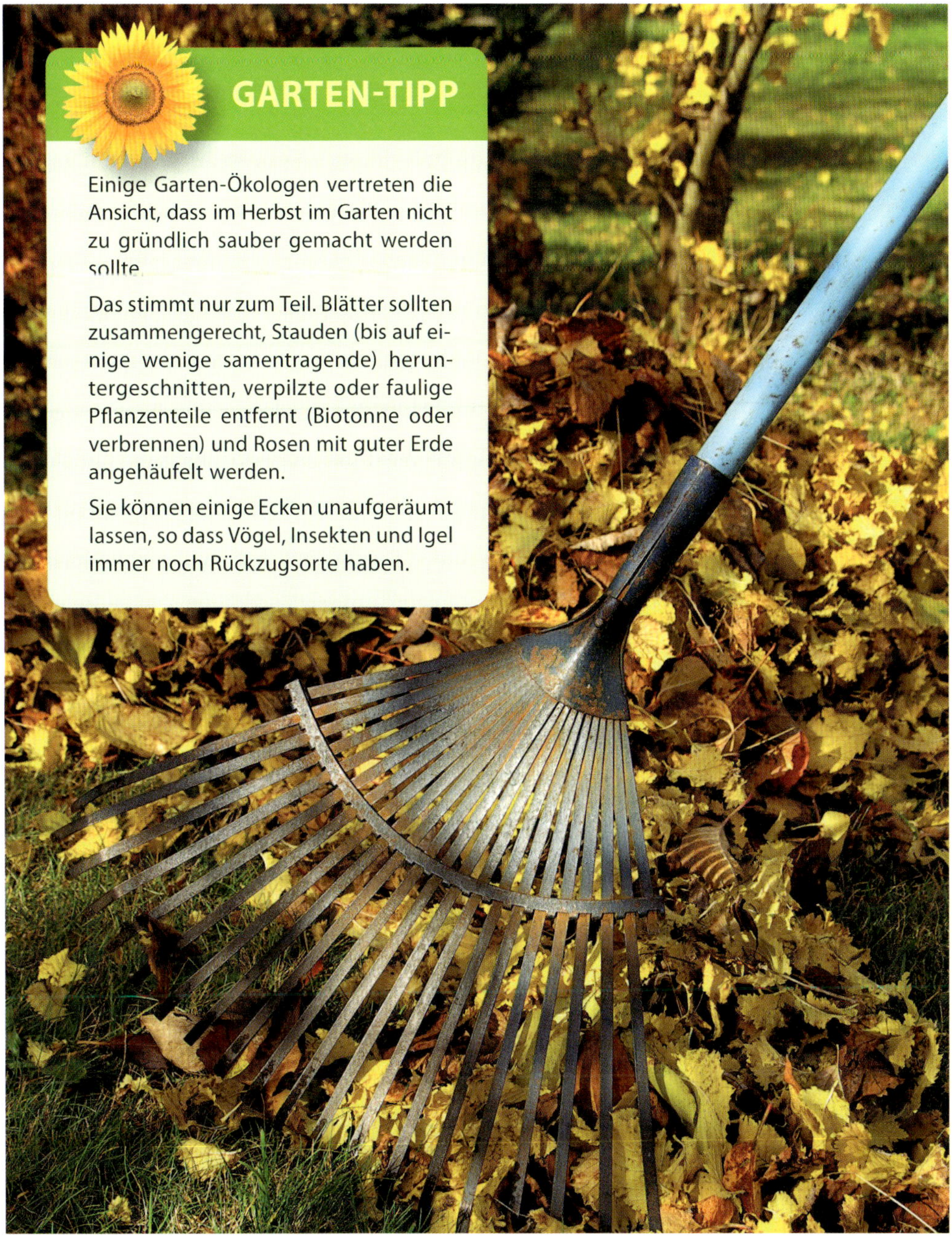

GARTEN-TIPP

Einige Garten-Ökologen vertreten die Ansicht, dass im Herbst im Garten nicht zu gründlich sauber gemacht werden sollte.

Das stimmt nur zum Teil. Blätter sollten zusammengerecht, Stauden (bis auf einige wenige samentragende) heruntergeschnitten, verpilzte oder faulige Pflanzenteile entfernt (Biotonne oder verbrennen) und Rosen mit guter Erde angehäufelt werden.

Sie können einige Ecken unaufgeräumt lassen, so dass Vögel, Insekten und Igel immer noch Rückzugsorte haben.

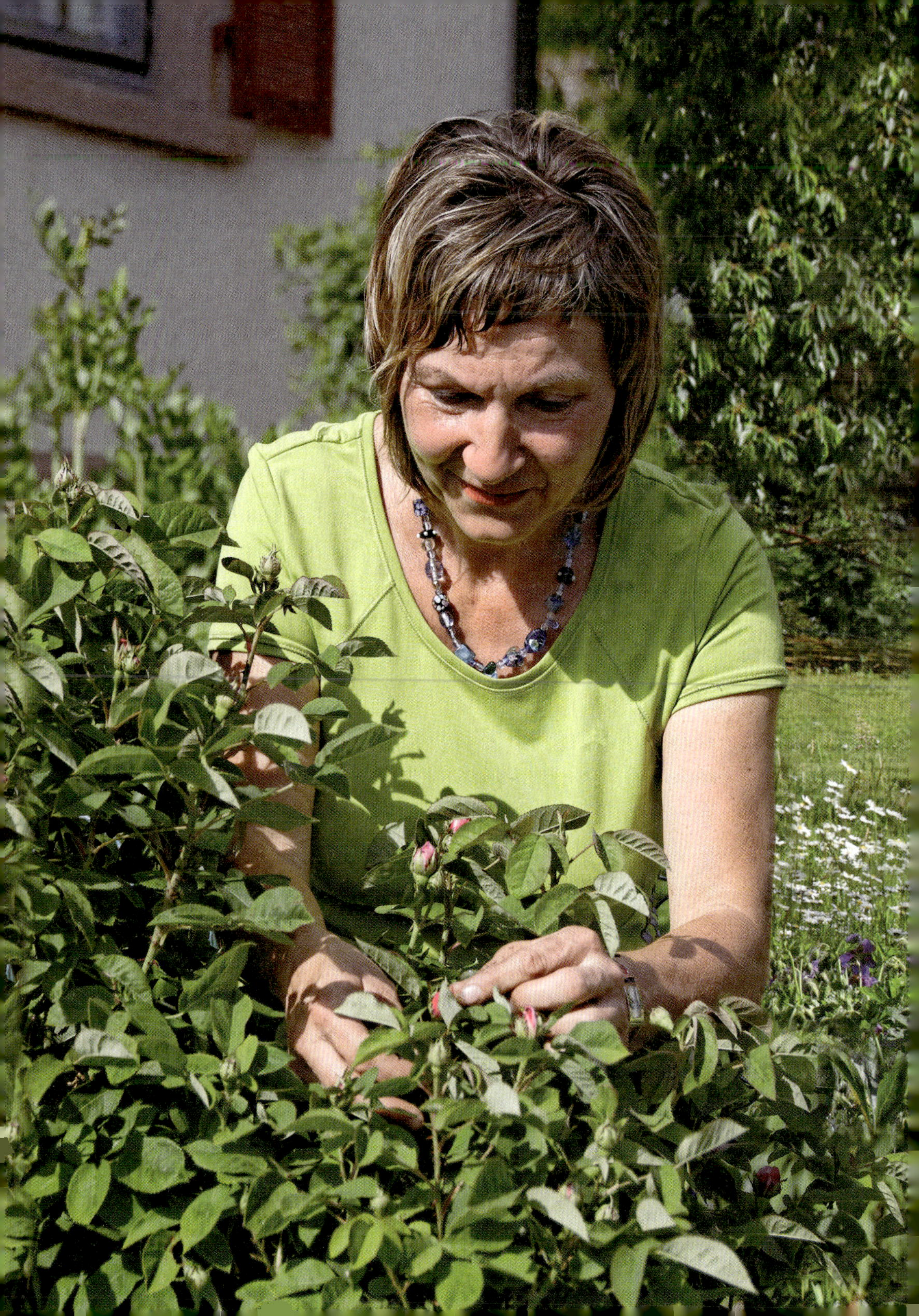

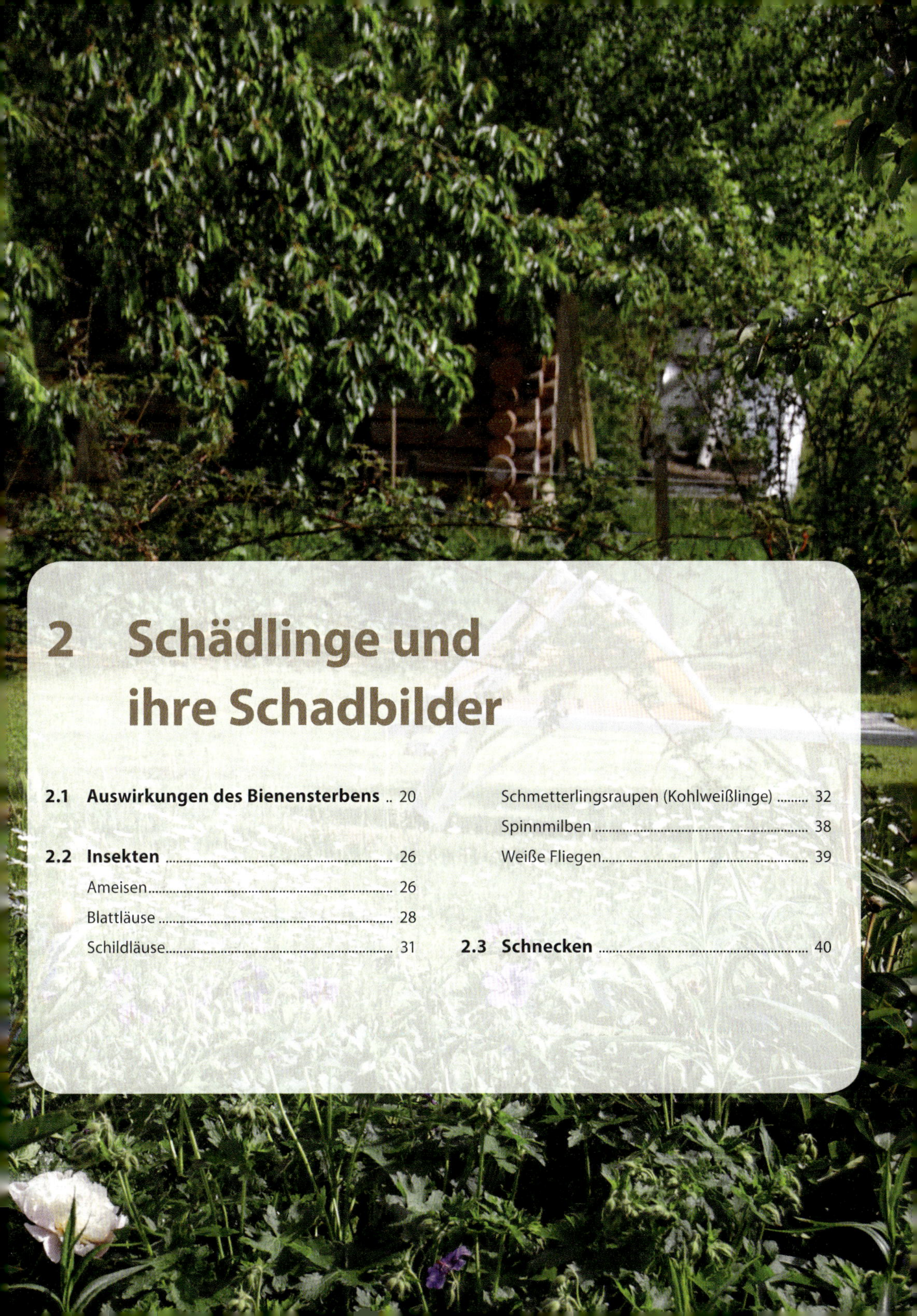

2 Schädlinge und ihre Schadbilder

Es gibt viele Ursachen für Schäden an Pflanzen: Insekten, Pilze und Viren gehören zu den häufigsten

Pflanzen können von Schädlingen (tierische Schädlinge) und Krankheitserregern (Pilze, Bakterien, Viren) befallen werden oder durch andere Faktoren Schaden nehmen.
Ursachen und Schäden durch parasitäre (belebte) Faktoren können sein:

- Schädlinge (Insekten, Milben, Schnecken, Nematoden oder Nagetiere)
- Krankheitserreger (Pilze, Bakterien und Viren)
- Wildkräuter (schaden durch Konkurrenz um Licht, Platz, Wasser und Nährstoffe)

Ursachen und Schäden durch nichtparasitäre (unbelebte) Faktoren können sein:

- Überdüngung, Nährstoffmangel oder Versalzung/Verkalkung
- Wassermangel, Wasserüberschuss, Kälteschock oder Bodenverdichtung
- Witterung: Hitzeschäden, Kälteschäden, Frostschäden, Wind, Schnee, Hagel und Lichtmangel
- Schadstoffe aus Luft, Boden, Wasser und – nicht zu unterschätzen – Mobilfunkstrahlung.

2.1 Auswirkungen des Bienensterbens

Bienen sind entscheidend für das Bestäuben

Was haben Bienen in einem Pflanzenratgeber zu suchen? Sehr viel. In den letzten Jahren wurden die Bienenvölker extrem dezimiert, ebenfalls die Schmetterlinge. Welche Auswirkungen dies auf das Ökosystem haben wird, ist den meisten Menschen noch nicht klar. Hier besteht dringender Handlungsbedarf, denn sobald Bienen und Schmetterlinge fehlen, wird es nichts mehr zu ernten geben: Manuelle Bestäubung bringt nicht die gleichen Ernte-Resultate wie die Bestäubung durch Bienen und Schmetterlinge. Es ist wahrscheinlich, dass Insek-

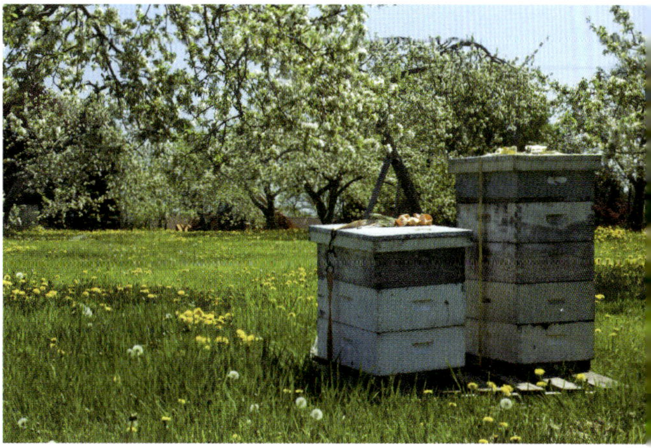

Abb. 2.1: Ungespritzte blühende Obstbäume sind eine Wonne für jede gesunde Biene

ten den Blüten eine „Information" mitgeben, die wir jedoch noch nicht messen können. Bereits heute müssen Obstbauern „Hummelvölker" in kleinen Kästen kaufen, um den „Bienenmangel" zu kompensieren – diese Hummelkästen werden dann in den Obstplantagen eingesetzt.

Mein Mann und ich haben im Jahr 2007 die Bienen beobachtet und erstaunt festgestellt, dass diese die Blüte zwar ansteuern, aber, kurz bevor sie die Blüte erreichen, wieder wegfliegen. Wir schauten genauer hin: Es kam uns beiden so vor, als sei ihnen „übel", als hätten sie „Ekel" davor, in die Blüte zu fliegen. (Möglicherweise veranlasst diese etwas laienhaft ausgedrückte Beobachtung so manchen Imker und Obstbauern zum Schmunzeln.) Und das bei unserem Kirschbaum, der nie gespritzt wurde, wunderschön blüht und eine Wonne für jede gesunde Biene sein sollte.

In unserer Nachbarschaft befinden sich große Obstbaum-Plantagen, die z. T. sehr exzessiv gespritzt werden. Wir schauten uns die einzelnen Bienen genau an: Auffallend war, dass der braun-gelbe Pelz im Vergleich zu früher nicht mehr so seidig und glatt war. Die Bienen sahen sehr „zerzaust" aus, sie schienen „abgemagert" und unterernährt. Es ist durchaus möglich, dass der sehr hohe Einsatz von chemischen Pflanzenschutzmitteln eine regelrechte Vergiftung der Bienenvölker hervorgerufen hat. Inwieweit der Mobilfunk an den Bienenkrankheiten beteiligt ist, kann nur vermutet werden.

Eine Gabe **Nux vomica C 30** (= 6–8 Globuli auf 30 l Wasser) an das Erdreich und den Kirschbaumstamm gegossen, wirkte prompt: Wir hörten wieder das altbekannte Brummen und Summen und die Bienen tummelten sich in den

Blüten, während in den Medien und bei den umliegenden Landwirten über das Bienensterben und das Ausbleiben der Bienen geklagt wurde. Im Jahr 2008 bekam unser Kirschbaum im zeitigen Frühjahr vor dem Blütenaustrieb eine Gabe **Pulsatilla C 30**. Sobald sich die Blüten öffneten, war der Kirschbaum ohne weitere Mittelgabe ein Eldorado für Bienen, die gesund aussahen, obwohl der Obstbauer in 100 Meter Entfernung wieder exzessiv spritzte.

Vergiftete Bienen sind besonders anfällig für Krankheiten

Bei einer vergifteten Biene mit ihrem schlechten Abwehrsystem haben Krankheiten ein leichtes Spiel. Dass bei derart geschädigten Bienen die Varroa-Milbe auf dem Vormarsch ist, ist wohl jedem einsichtig. Auch hier hilft *Nux vomica* C 30 (= Folge von Vergiftung) oder *Pulsatilla* C 30 (= Ekelgefühl vor der Nahrung durch Vergiftung). Vor der Blüte an die Stämme der Obstbäume und an das Erdreich gegossen, schmeckt es den Bienen wieder viel besser. Und nicht nur das: Die homöopathische Behandlung fördert auch die Bienen-Gesundheit.

Folgen von Pflanzenschutzmitteln bei Bienen

Nux vomica C 30	→ Folge von Vergiftung
Pulsatilla C 30	→ Folge von Vergiftung – hier: bei Bienen „Ekelgefühl" durch Vergiftung

EXKURS

Verschiedene Ursachen für rätselhaftes Bienensterben

Parasiten, Viren, Bakterien, Pflanzenschutzmittel, Mangelernährung – die fleißigen Honigbienen sind vielen Gefahren ausgesetzt. Forscher suchen seit Jahren fieberhaft nach dem Grund des rätselhaften, weltweiten Bienensterbens. Die Internationale Tiergesundheitsorganisation OIE kommt zu der

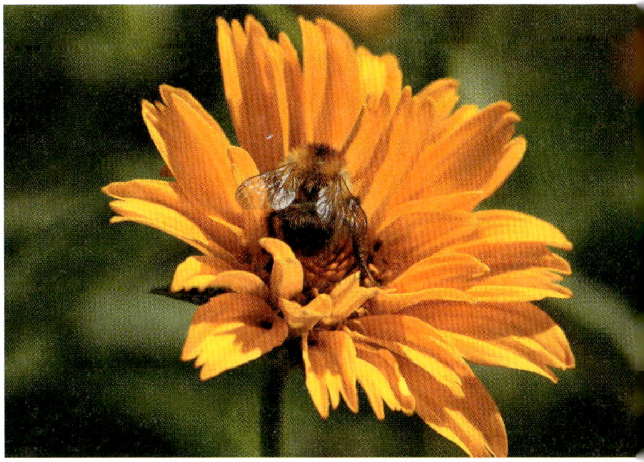

Abb. 2.2: Etwa 80 % der heimischen Nutz- und Wildpflanzen, wie z. B. Obstbäume, Erdbeer-, Tomaten-, Rapspflanzen oder Sonnenblumen, sind auf die Bestäubung durch Honigbienen angewiesen.

Überzeugung, dass die Ursachen vielfältig und nicht allein auf einen einzelnen Faktor zurückzuführen sind.

Honigbienen sind unentbehrlich für eine erfolgreiche landwirtschaftliche Ernte. Bienen tragen bedeutend zur weltweiten Nahrungssicherung bei. Deutsche und französische Forscher haben 2008 errechnet, dass der volkswirtschaftliche Wert der Bestäubung weltweit jährlich rund 150 Milliarden Euro beträgt.

Die Wertschöpfung von Bienen und Hummeln lag ihren Berechnungen nach in der Obst- und Gemüsezucht bei jeweils 50 Milliarden Euro. Allein in Deutschland erwirtschaften rund 80.000 Imker mit ihren 655.000 Bienenvölkern geschätzte drei bis fünf Milliarden Euro.

Vor diesem Hintergrund wird die globale Bedeutung des Bienensterbens, das Imker seit einigen Jahren in den USA, Europa, dem Mittleren Osten sowie Japan beobachten, deutlich. Laut Professor Tautz von der Universität Würzburg ist ein Verlust von etwa zehn Prozent der Bienenvölker im Winter normal. Doch das vor allem in Nordamerika, aber auch in Europa und Japan beobachtete Phänomen des Bienenvolk-Kollapses (CCD) führte in den vergangenen Jahren zu einem Verlust von 30–50 %, in manchen Regionen gar bis 90 %. Typisch für dieses Phänomen ist das plötzliche Absterben ganzer Bienenvölker.

In manchen Regionen sind bis zu 90% der Bienenvölker gestorben

In Deutschland hat laut einer Umfrage des Fachzentrums Bienen und Imkerei im rheinländischen Mayen mit 1500 Imkern jede fünfte Biene den langen Winter 2009/2010 nicht überlebt. Das ist doppelt so viel wie üblich. Die Ursache wird jedoch weniger in den kalten Temperaturen gesehen. Denn Bienen haben perfekte Strategien entwickelt, um im Inneren ihres Stocks ca. 35 °C aufrecht zu halten und so gut über den Winter zu kommen. Vielmehr schwächen Parasiten wie die blutsaugende Varroa-Milbe und der Darmparasit Nosemose die Tiere.

So beobachteten Imker im Spätsommer 2009, dass sich Varroa-Milben verstärkt als Parasiten in die Bienenstöcke einnisteten. Dort haben sie ihre Wirte bereits im Herbst geschwächt und weitere Krankheiten übertragen. Die Bienen werden anfälliger für Viren und Bakterien, die von den Milben miteingeschleppt werden. Erst ab 10 °C verlassen die Bienen ihre Stöcke für Reinigungsflüge, d.h. sie scheiden unverdauliche Bestandteile des Honigs – ihre Nahrung auch im Winter – aus. Dieses Jahr stiegen die Temperaturen erst spät wieder an. Infizierte Bienen haben daher verstärkt im eigenen Stock gekotet und somit Krankheiten auf weitere Bienen übertragen. Im schlimmsten Falle sterben auf diese Weise alle Bienen im Stock.

Insektizide schwächen die Bienen

Weltweit führen Experten der OIE die Bienensterblichkeit auf weitere Ursachen zurück. Neben dem Befall mit Viren und Bakterien steht der verantwortungslose Einsatz von Insektiziden in Verdacht, Bienen zu schwächen, sodass sie anfälliger für verschiedene Krankheiten werden. Auch der Klimawandel spielt laut Experten möglicherweise eine Rolle. Hinzu kommt das Auftreten neuer Schädlinge. So wurde 2008 in Ozeanien eine neue Form der Varroa-Milbe entdeckt, die Bienenvölker zunächst in Australien und Neuseeland, aber zukünftig auch weltweit bedroht.

Selbst Unterernährung wird als Ursache für das Bienensterben von den Experten der OIE angeführt. Im Rahmen von Monokulturen werden Hecken und Wildblumen durch Unkrautvernichtungsmittel verdrängt, viele Bauern mähen ihre Wiesen, bevor die Pflanzen blühen. In der Folge fehlt Bienen ihre Nahrungsgrundlage.

05.05.2010 | www.pflanzenforschung.de

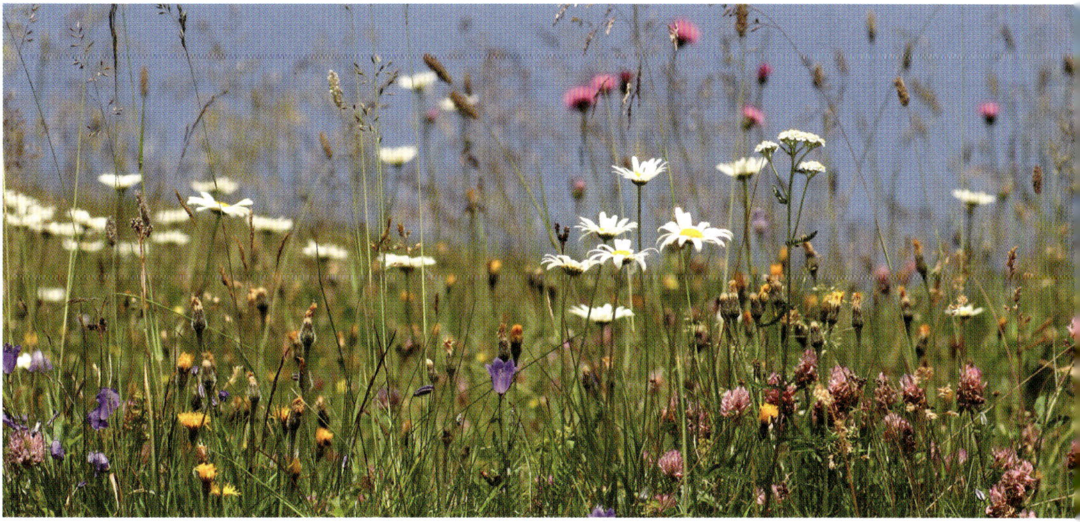

Eine Bienenweide gibt den Bienen und vielen anderen Nützlingen Nahrung

Leider ist es mittlerweile üblich geworden, dass zu jeder Tageszeit – und unabhängig vom Bienenflug – chemische Pflanzenschutzmittel, Insektizide und Dünger gespritzt werden. Allein die mechanische Misshandlung durch den starken Sprühnebel schadet den Bienen sicherlich sehr. Ich vergleiche dies oft mit „Wasserwerfern". Und wenn die Bienen den Sprühnebel einigermaßen unbeschadet überstehen und schließlich in ihren Bienenstock heimkehren, riechen sie fremd – nämlich nach Chemie – und werden noch am Flugloch von ihren eigenen „Soldaten" getötet.
Eine einfache „bienenschonende" Behandlung könnte sein: Die Obstbauern spritzen früh morgens, bevor die Bienen ausfliegen oder spät abends, nachdem die Bienen in ihren Bienenstock heimgekehrt sind. Außerdem kann jeder von uns etwas dazu beitragen, dass die Bienen (→ Abb. 2.2) nicht verhungern: Wir könnten in unseren Gärten in einem Eckchen Wildblumen aussäen. In so einer kleinen „Bienenweide" gibt es täglich viel zu schauen und zu bestaunen, denn es ernähren sich nicht nur die Bienen, sondern auch Schmetterlinge und viele Nützlinge.

2.2 Insekten

Schädlinge, z. B. Blattläuse, Schildläuse, Weiße Fliege sowie Spinnmilben u. v. a., sind im Gartenjahr unsere häufigen Begleiter.

GARTEN-TIPP

- Schädlinge lassen sich auch „mechanisch" durch am Baumstamm angebrachte Leimringe fernhalten, die vor dem ersten Frost ausgebracht werden sollten.
- Pheromonfallen (u. a. von Fa. Neudorff) locken Insekten an, sodass diese sich nicht vermehren.

Ameisen

Ameisen beeinflussen unsere Umwelt nachhaltig. Sie sind die größte Insektengruppe. Man vermutet, dass es über 11.000 verschiedene Arten gibt, davon leben etwa 200 Arten in Europa. In Deutschland sind v. a. die Rote Waldameise, die Schwarze Wegameise sowie die Gelbe Wiesenameise bekannt. Wenn Ameisen in unseren Gärten auftreten, sind wir meistens nicht gerade erfreut, wissen wir doch, dass eine Blattlausinvasion droht. Denn Ameisen halten sich Blattlauskolonien, die sie wie eine „Kuhherde" pflegen und melken (Abb. 2.3 a-b). Blattläuse produzieren aus dem Überschuss des Pflanzensaftes zuckerreichen Honigtau. Dieser ist kohlenhydratreich und eine Hauptnahrungsquelle für Ameisen.

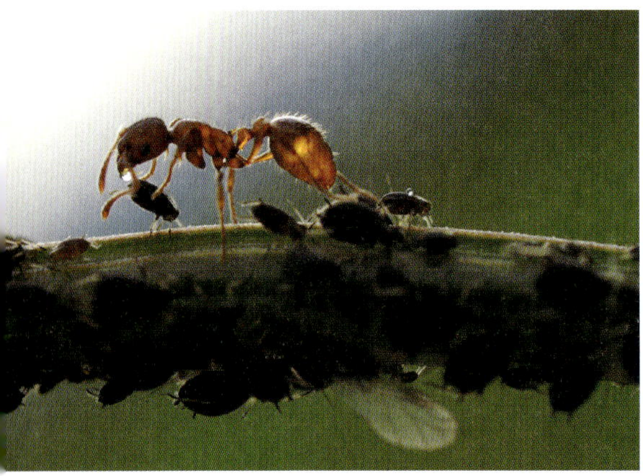

Abb. 2.3 a: Ameisen melken Blattläuse, indem sie mit ihren Antennen deren Hinterteile betrillern.

Unsere heimischen Ameisen sind Allesfresser. Sie räubern gerne Blütennektar direkt aus der Blüte oder auch den Honig von Bienenvölkern. An Bienenstöcken zerstören sie häufig die Holzteile. Sie fressen außerdem die Blüten und zarten Triebe der Pflanzen, aber auch saftige Stiele und Wurzeln (z. B. Sellerie, Möhren, Rüben und Kartoffeln) sind nicht vor ihnen sicher. Saftige Früchte werden von ihnen ebenfalls nicht verschmäht; man sieht Ameisen oft auf Erdbeerfeldern und im Süden gerne auch in Zitrusfrüchteplantagen. Frische junge, aufkeimende Saat ist ein besonderer Leckerbissen für unsere Ameisen. Außerdem ernähren sie sich von Insekten und Aas sowie verrotteten Pflanzenteilen. Doch die Ameisen übernehmen auch wichtige Funktionen im Naturhaushalt. In ihrer Gesamtheit setzen sie mehr Bodenmaterial um als Regenwürmer, dadurch wird das Erdreich zugänglicher für Luft und Feuchtigkeit. Außerdem wird die Fruchtbarkeit des Bodens gefördert, da im Bereich ihrer Kolonien der Boden durch die Säure alkalisch wird. Zudem sorgen sie als Sammler für die Verbreitung vieler Wildpflanzen.

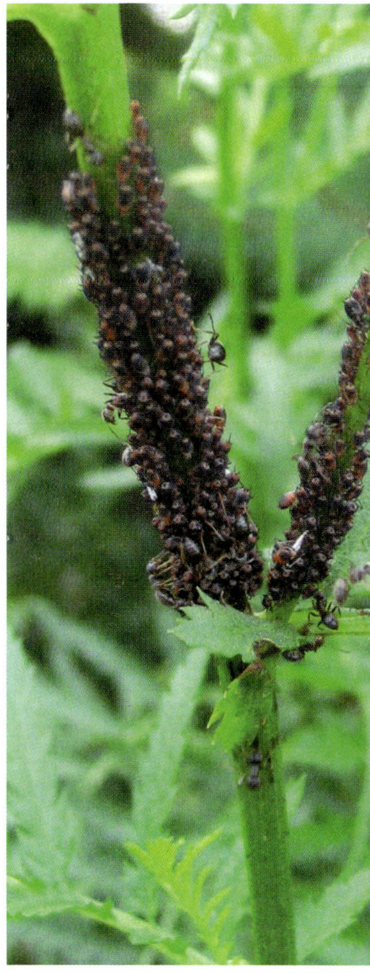

Abb. 2.3 b: Blattlauszucht der Ameisen.

Schadbild: Im Wurzelbereich der Pflanzen findet man häufig Ameisennester. Der Boden sieht dort trocken, krümelig und aufgeworfen aus. Manchmal sind auch in Astgabeln (z. B. Rosen) krümelige, kleine Erdhäufchen zu finden. Zerstört man diese, werden die Ameisen aufgescheucht und man kann die weißlichen, ovalen Ameiseneier entdecken. Wenn Ameisen an Blüten oder Trieben fressen, sind ihre Fressspuren gut zu erkennen. Auf den Blättern von Pflanzen ist der ausgeschiedene Honigtau von Blattläusen als durchsichtige, klebrige Masse, ähnlich Honigtröpfchen, sichtbar. Auf dem klebrigen Honigtau siedeln sich häufig schwarze Rußtaupilze an, z. T. auch weißliche Pilzsporen. Dadurch vertrocknen die Blätter und fallen ab. Durch die Saugtätigkeit der Blattläuse wird die Pflanze nachhaltig geschwächt oder stirbt sogar ab, weil ihr die Nährstoffe entzogen werden. Ameisennester im Gemüsebeet führen häufig zum Absterben von Kulturpflanzen, da die Pflanzenwurzeln vom Ameisenvolk angefressen werden. Im Beet oder im Rasen sind kleine Erdhügel sichtbar.

Ursachen: Wärme, Trockenheit, kalkhaltige Böden, z. T. verdichtete Böden, Ruhe.

Behandlung und Vorbeugung: Häufiges Lockern und Befeuchten des Bodens stört die Ameisen. Natursteinplatten sollten vorbeugend auf Kies oder Splitt verlegt werden. Pflanzgefäße regelmäßig hochheben und den Untergrund inspizieren. Geeignetes homöopathisches Mittel anwenden.

Homöopathisches Hauptmittel bei Ameisenbefall

Camphora C 30	→ Durchsichtiger, klebriger Honigtau auf den Blättern, verursacht durch Blattläuse, die von Ameisen „gehegt" werden. Schwärzlicher Rußtaupilz oder weißer, kleinkörniger Pilzbelag auf den Blättern. Bei Ameisennestern in Gartenbeeten und unter Gartenplatten. Für Imker: Besonders geeignet bei Ameisenbefall an Bienenstöcken. In der Potenz C 30 ist Camphora völlig geruchsneutral.

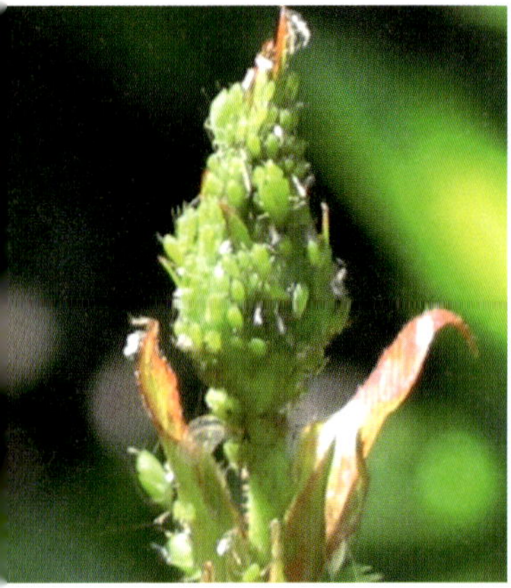

Abb. 2.4: Junge Rosenaustriebe sind anfällig für Blattlausbefall, vor allem die Große Rosenblattlaus ist ein Schädling der Rosen. Durch die Saugtätigkeit der Läuse können Blätter und Triebe verkrüppeln. Der klebrige Honigtaubelag, der zurückgelassen wird, verschmutzt zudem die Blätter. Dadurch siedeln sich Pilzkrankheiten leichter an.

Blattläuse

Blattläuse können zur Epidemie werden. Die Vermehrung erfolgt rasant. Im Freiland fördern Ameisen den Blattlausbefall: Sie legen „Blattlaus-Kolonien" an, hegen und pflegen diese. Die Blattläuse werden von den Ameisen „gemolken", sie dienen ihnen als Nahrungsquelle. Teils treten Blattläuse – es gibt über 20 verschiedene Arten – pflanzenspezifisch auf, sie verursachen Schaden durch Saugtätigkeit und Giftstoffe.

Schadbild: Meist lassen sich an jungen Blättern, an Trieben und Blüten Kräuselungen und Einrollungen beobachten (→ Abb. 2.4), später können Wachstumsstörungen auftreten oder Pflanzenteile absterben. Infolge der Honigtauausscheidungen kommt es oft zu schwarzem Rußtaubelag.

Ursachen: Überdüngung, Nährstoffmangel, zu enge Pflanzung, schlechter Standort, Gewächshäuser sowie warme Zimmerluft fördern den Schädlingsbefall. Alle Schädlinge können Pilze und Viren auf Pflanzen übertragen.

Behandlung und Vorbeugung: Absammeln, abspülen, regelmäßige Kontrolle. Als Nützlinge werden häufig Schlupfwespen, Marienkäfer, Florfliegen, Ohrwürmer, Raubwanzen und Gallmücken eingesetzt. Vorbeugend helfen verbesserte Klimabedingungen, warme und trockene Luft vermeiden, Standort überprüfen. Regelmäßig kontrollieren, evtl. umtopfen. Geeignete homöopathische Mittel anwenden.

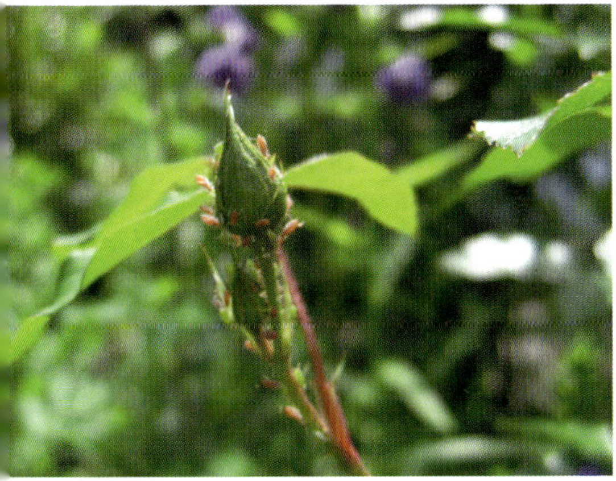

Abb. 2.5 a: Blattlausbefall. Zustand der Rosen **vor** der homöopathischen Behandlung.

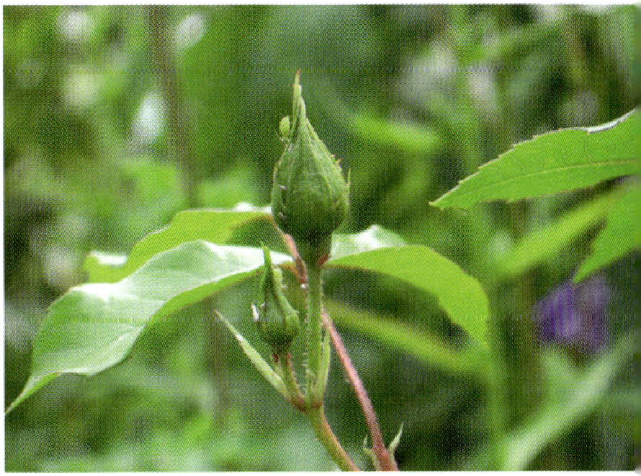

Abb. 2.5 b: Zustand der Rosen 2 Tage **nach** der Behandlung mit *Cimicifuga* C 30. Einmaliges Übergießen der Blätter und des Wurzelbereichs reichte aus. Dieser Zustand hielt fast 4 W. an, bevor erneut mit *Cimicifuga* C 30 gespritzt wurde. Vor der 2. Spritzung waren jedoch deutlich weniger Blattläuse vorhanden.

Homöopathische Hauptmittel bei Blattläusen

Cimicifuga C 30	→ Die Blätter, Blüten und neuen Triebe kräuseln und rollen sich ein. Ein klebriges Sekret (= Honigtau) befindet sich auf den Blättern. Wirkt sehr gut und überzeugend an Rosen und Rosengewächsen sowie Obstbäumen und Beerensträuchern.
Natrium chloratum C 30	→ Durch Vernachlässigung oder Überdüngung der Pflanze.
Psorinum C 200	→ Sehr schwache, kümmerliche, kälteempfindliche Pflanze, deshalb ein leichtes Spiel für Schädlinge.
Silicea C 200	→ Sehr gutes Aufbaumittel für Pflanzen, nachdem die Schädlinge beseitigt worden sind.
Staphisagria C 200	→ Durch Verletzungen geschwächte Pflanze. Sehr gutes Läusemittel.
Sulphur C 200	→ Die Blätter sehen z. T. blass aus. Die Pflanze benötigt viel Wasser, hat allerdings eine gestörte Wasseraufnahme.

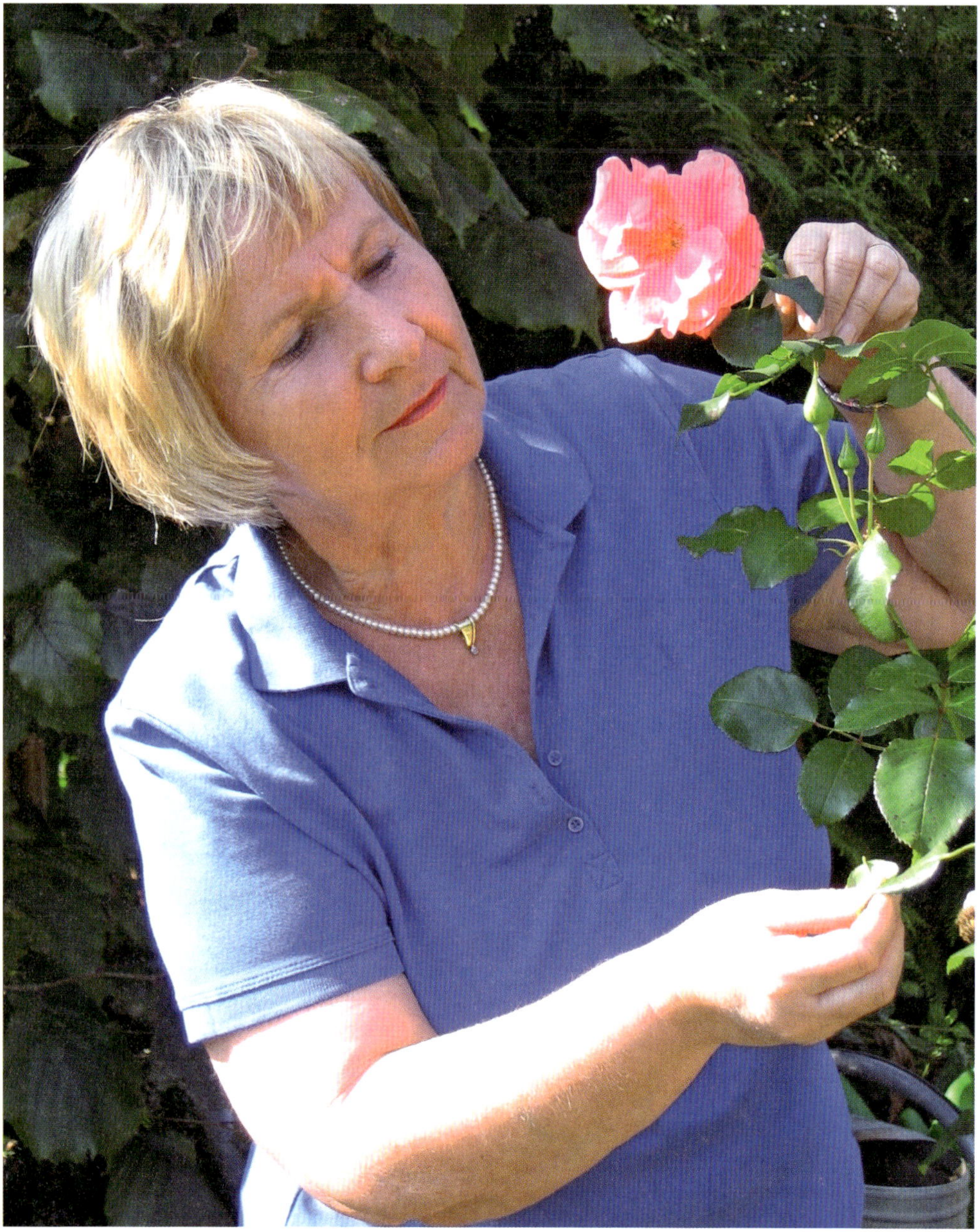

Abb. 2.6: Christiane Maute mit einer Rosenschönheit

Schildläuse

Es gibt weiche und harte Schildlausarten. Schildläuse sind häufige Schädlinge an Zimmerpflanzen, im Gewächshaus, nach der Überwinterung.

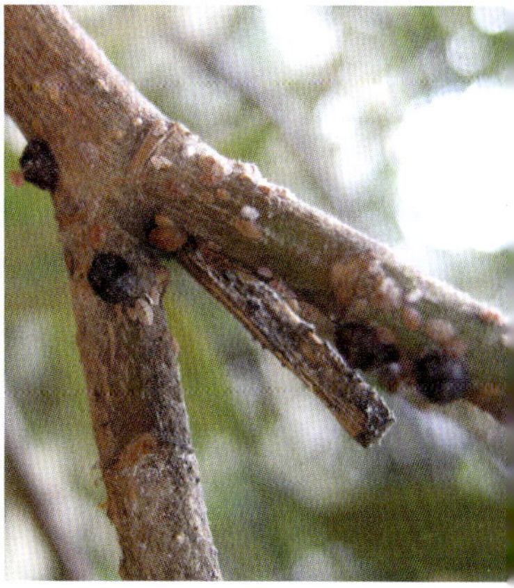

Abb. 2.7: Schildläuse auf Oleander.

Schadbild: Meist findet man die Schildläuse (→ Abb. 2.7) an Blattunterseiten oder Ästen, bevorzugt an hartlaubigen Gewächsen. Die Blätter werden durch die Schildläuse ausgesaugt, vergilben und fallen ab. Durch die Saugtätigkeit kommt es bei einigen Arten zur Honigtaubildung, anschließend siedeln sich Rußtaupilze an. Die Pflanze stirbt bei starkem Befall durch den Nährstoffentzug ab.

Ursachen: Wärme und Trockenheit fördern den Befall.

Behandlung und Vorbeugung: Der Standort sollte hell und kühl sein. Blattunterseiten kontrollieren. Bei geringem Befall können diese abgesammelt werden. Außerdem können Sie Stamm und Äste mit Rapsöl bestreichen oder bepinseln. Wenn die Blätter mit Rapsöl bestrichen werden, fallen diese meistens ab. Schildläuse sind extrem hartnäckig und vermehren sich rasant. Versuchen Sie, mit homöopathischen Arznei-Präparaten, die Ausbreitung einzudämmen.

Homöopathische Hauptmittel bei Schildläusen

Cuprum metallicum C 30	→ Die Blätter sehen klebrig aus und weisen einzelne, kleine, weiße, abwaschbare Pilzflecken auf, die später zusammenfließen.
Petroleum C 30	→ Die Blätter sind klebrig, die Schildläuse sitzen auf der Blattober- und -unterseite, an Blattansatz und Blattmittelrippe, aber auch an den Stängeln. Gut für hartlaubige Pflanzen.
Psorinum C 200	→ Klebrige Blätter mit Schildläusen, z. T. mit weißlichen Pilzflecken. Sehr geschwächte Pflanzen, Kümmerwuchs.
Silicea C 200	→ Als Kräftigungsmittel nach überstandenen Schildläusen sehr gut.
Sulphur C 200	→ Klebrige Blätter mit Schildläusen und weißlichen Pilzflecken, die Blattspitzen sind z. T. blass oder hellgrün entfärbt.

Schmetterlingsraupe (Kohlweißlinge)

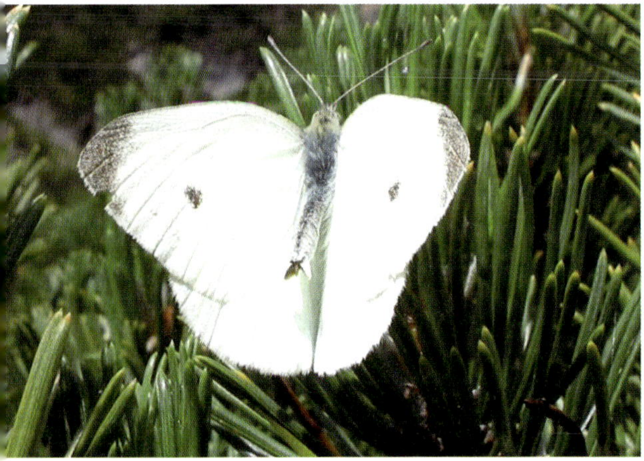

Abb. 2.8: Die schwarzen Flügelspitzen des *Großen Kohlweißlings* reichen bis über die Flügelmitte.

Die letzten beiden Jahre waren „Kohlweißling-Raupenjahre“, d. h., der Kleine Kohlweißling hat sich kräftig vermehrt und auf den Triebspitzen der Pflanzen unzählige winzig kleine grüne Raupen hinterlassen, die innerhalb weniger Tage vor allem die Blätter des Schneeballs, der Kapuzinerkresse, Begonie und des Rosenkohls leergefressen hatten.

Während der vier Entwicklungsstadien (Metamorphose) des Schmetterlings – vom Ei zur Raupe, zur Puppe und schließlich zum Falter – ist das Stadium der Raupen das eigentliche Fress- und somit Wachstumsstadium. Wenn die Raupe ausgewachsen ist, häutet sie sich zum letzten Mal und beginnt sich zu verpuppen. Nach erfolgreicher Verpuppung verwandelt sich die Raupe zum Schmetterling, indem die Raupenorgane abgebaut oder umgeformt und zu den Organen des Schmetterlings umgebildet werden. Der Schmetterling selbst ernährt sich hauptsächlich von Nektar.

Wenn wir diese „flatternden Elfen“ im Garten beobachten können, stellt sich uns ein faszinierendes Schauspiel dar. Leider ist der Bestand der Schmetterlinge gefährdet durch die intensive Bearbeitung in der Landwirtschaft und Veränderungen in unserer Umwelt. Um nur einige Beispiele zu nennen:

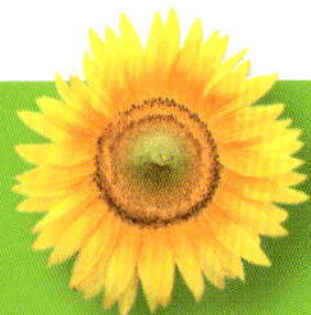

GARTEN-TIPP

- Jeder Einzelne kann dazu beitragen, aus seinem Garten eine „Schmetterlingsweide“ zu machen. Im Fachhandel sind Samentütchen unter dem Namen „Schmetterlingsweide“ erhältlich.

Der finanziell geförderte Anbau von Monokulturen und hier vor allem der Maisanbau, der Einsatz von chemischen Pflanzenschutzmitteln, die Erweiterung von Straßennetzen sowie die Bebauung von ländlichen Gebieten vernichten die Nahrungsquellen und Vermehrungsgrundlagen für Schmetterlinge und Falter. Viele Schmetterlinge benötigen zur Eiablage ein intaktes Ökosystem. Durch den Wegfall von Wegrändern, Brache-, Wald-, und Feuchtgebieten werden den Faltern und Schmetterlingen ihre Lebensgrundlagen entzogen.

Nun gibt es auch Schmetterlinge, die – in ihrer weißen Grazie gleich wunderschön anzusehen sind wie ihre Schwestern und Brüder – dem Gärtner oder Gemüsebauern jedoch nichts Gutes verheißen. Wenn sie gehäuft auftreten, bangt man schon im Vorhinein um die Ernte. Zu diesen schädlichen Großschmetterlingen, die in meist längeren zeitlichen Abständen in ausgedehnten Gebieten zur Massenvermehrung gelangen und dadurch einen beachtlichen wirtschaftlichen Schaden anrichten, gehören der Große Kohlweißling und sein kleiner Verwandter, der Kleine Kohlweißling.

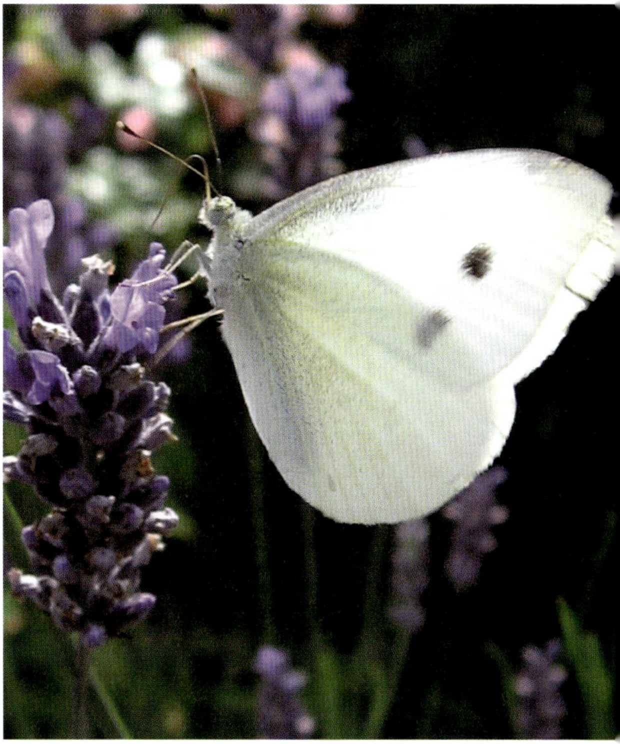

Abb. 2.9: Die Spitzenflecken der Vorderflügelspitzen des *Kleinen Kohlweißlings* sind weniger markant und reichen maximal bis zur vierten Längsader. Die Weibchen haben stets zwei dunkle Flecken auf den Vorderflügeloberseiten.

Nach der Verpuppung entwickelt sich der **Große Kohlweißling** (→Abb. 2.8) zu einem wunderschönen weißen Schmetterling mit gelblicher Unterseite. An den beiden oberen Flügelspitzen sind rauchartig schwarze Flecken erkennbar. Das Weibchen ist zudem mit schwarzen Punkten auf dem Flügel ausgestattet. **Der Kleine Kohlweißling** (→Abb. 2.9) sieht seinem großen Verwandten sehr ähnlich, er ist nur deutlich kleiner.

Schadbild: Der **Große Kohlweißling** legt seine gelben Eier im Mai und Juni in Gärten und auf Gemüsefeldern an den Blattunterseiten der Futterpflanzen ab. Er bevorzugt Kohlpflanzen, aber auch andere Arten der Kohlgewächse wie z. B. Raps, Senf, Kapuzinerkresse nimmt er als Kinderstube gerne an. Die Eigelege sind sowohl in kleinen als auch in sehr großen Gruppen an der Blattunterseite zu sehen. Daraus entwickeln sich nach 10-14 Tagen die grünlich gelben, ca. 4 cm langen Raupen mit schwarzen Punkten und einer gelben Linie auf dem Rücken. Diese extrem gefräßigen Raupen fressen etwa 4 Wochen lang die äußeren Pflanzenblätter kahl. Danach verpuppen sie sich und nach weiteren 2-3 Wochen erscheint die zweite Schmetterlingsgeneration – die erste Generation hat als Puppe überwintert. Die Raupen der zweiten Generation werden vor allem im Spätsommer schädlich; oft können ganze Kohlfelder soweit abgefressen werden, dass nur die Blattrippen übrig bleiben. Das Herz der Pflanze bleibt eigenartigerweise häufig unberührt.

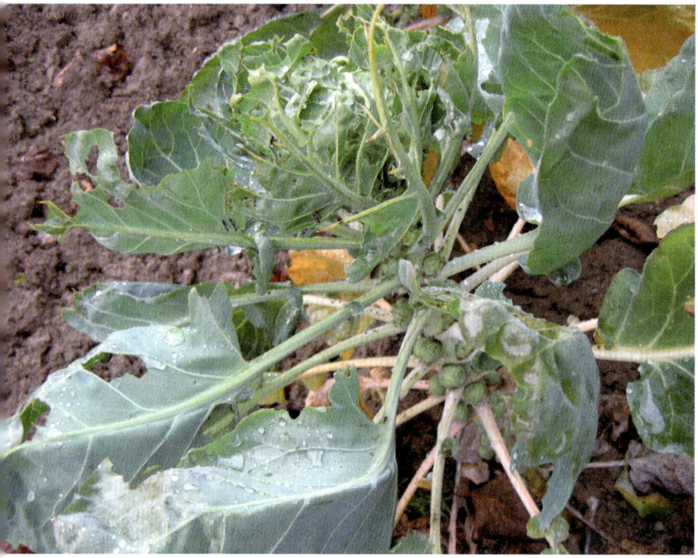

Abb. 2.10: Kahlfraß des Rosenkohls durch Raupen des Großen Kohlweißlings.

Der **Kleine Kohlweißling** legt seine hellgrünen Eier einzeln ab. Die Raupen sind deutlich kleiner und ca. 2-2,5 cm lang. Sie sind hellgrün und deshalb auf den befallenen Pflanzen nicht leicht zu entdecken. Der Rücken ist unterteilt mit einer gelben Längs-Rückenlinie, seitlich befinden sich gelbe Punkte. Sie verköstigen sich gleich gerne an Kohlpflanzen. Der Kleine Kohlweißling bevorzugt das Herz der Pflanzen und kann dadurch größere Schäden anrichten. Mitunter wird der Kohl auch durch zurückbleibenden Raupenkot verschmutzt. Doch den Raupen schmeckt nicht nur Kohl (→Abb. 2.10): Sie legen ihre Eier auch gerne auf Wildblumen ab sowie auf Senf- und Kaperngewächsen, Rote Beete, Spinat, Linsen und unterschiedlichen Kressearten. Ebenso verschmähen sie Zierpflanzen nicht, wie z. B. die Schmetterlingsblütler (Ginster, Goldregen, Wicken), Rosen (→Abb. 2.11), Schneeball und Skabiosen.

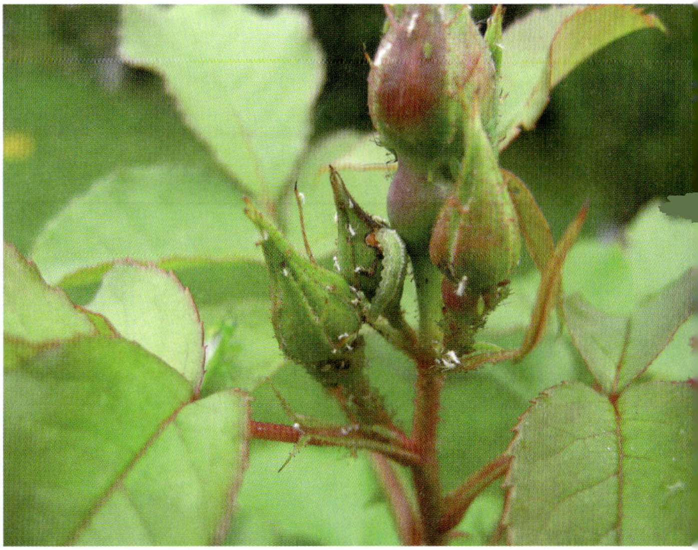

Abb. 2.11: Raupen des Kleinen Kohlweißlings an Rosenknospen.

Ursachen: Fehlerhafte Kulturführung, vor allem der Anbau in Monokulturen, die Massenentwicklungen und somit die Entwicklung von Schädlingen fördert.

Behandlung und Vorbeugung: Mischkulturen mit Tomate oder Sellerie anlegen. Eigelege, Raupen und Puppen absammeln. Vorbeugend lässt sich die Befallsgefahr bereits verringern, wenn man die Kohlpflanzen direkt nach der Saat oder Pflanzung mit einem Kulturschutznetz (am besten aus Baumwolle) abdeckt. Es ist sinnvoll, die Netze möglichst während der gesamten Kulturdauer auf den Kulturen liegen zu lassen. Spritzen mit Rainfarn wirkt direkt gegen die Raupen und indirekt durch Geruchsüberdeckung gegen die Falter. Gegen die Raupen kann auch mit Algenkalk oder Steinmehl (Bentonit) gestäubt werden. Man hat außerdem festgestellt, dass natürliche Feinde der Raupen die Wespen sind. Die Bienen sehen den Wespen sehr ähnlich. Im Freiland hat man nun neben Kohlfeldern (die ja sehr gerne von Raupen völlig kahlgefressen werden), Bienenweide ausgesät. Wenn sich nun also viele Bienen in der Nähe von Raupen tummeln, legen die Kohlweißlinge automatisch weniger Eier auf die Kohlblätter. Geeignete homöopathische Mittel anwenden.

Homöopathische Hauptmittel bei Raupenbefall (Großer und Kleiner Kohlweißling)

Sulphur C 200	→ Gegen alles, was so „kreucht und fleucht". Die Blätter sind von den Raupen bis auf die Blattadern kahlgefressen und sehen zerfranst aus. Die Fraßspuren sind deutlich sichtbar. Die Raupen des Großen Kohlweißlings sind sowohl auf der Blattunterseite als auch auf der Blattoberseite deutlich erkennbar. Der Kleine Kohlweißling besitzt durch seine hellgrüne Färbung eine gute Tarnung.
Apis mellifica C 30, Vespa vulgaris oder Vespa crabro C 30	→ Wurde noch nicht versucht. Durch Apis (Honigbiene), Vespa crabro (Hornisse) oder Vespa vulgaris (Wespe) könnte die Eiablage minimiert werden. Da Wespen und Bienen die natürlichen Feinde der Kohlweißlinge sind, wird dieser Versuch spannend werden.

Bei allen befallenen Pflanzen (Schneeball, Kapuzinerkresse, Begonien, Rosenkohl) half *Sulphur* C 200 sehr gut. Am Rosenkohl war eine „Doppelwirkung" zu verzeichnen. *Sulphur* C 200 wurde einmalig im September 2011 ursprünglich gegen die Weiße Fliege (→Abb. 2.15) gegossen mit deutlichem Rückgang des Befalls (→Abb. 2.12). Direkt angrenzend im Nachbargarten (weder Zaun noch Hecke dazwischen) wächst ebenfalls Rosenkohl; hier war der Befall mit Raupen sehr stark, so dass nur noch die Blattstiele übrig blieben. (→Abb. 2.13). So ist meine Schlussfolgerung, dass *Sulphur* C 200 den Kohlweißlingen zur Eiablage und als Kinderstube nicht geschmeckt hat.

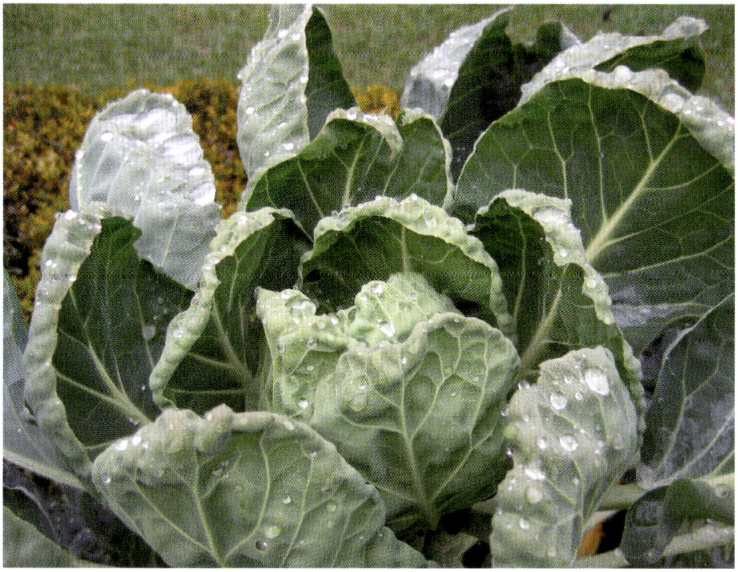

Abb. 2.12: Mit Sulphur C 200 behandelter Rosenkohl.

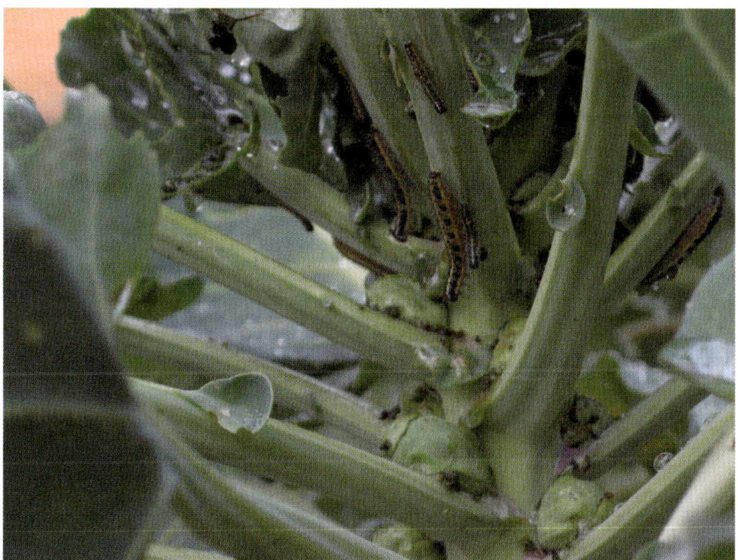

Abb. 2.13: Rosenkohl mit starkem Raupenbefall im Nachbargarten.

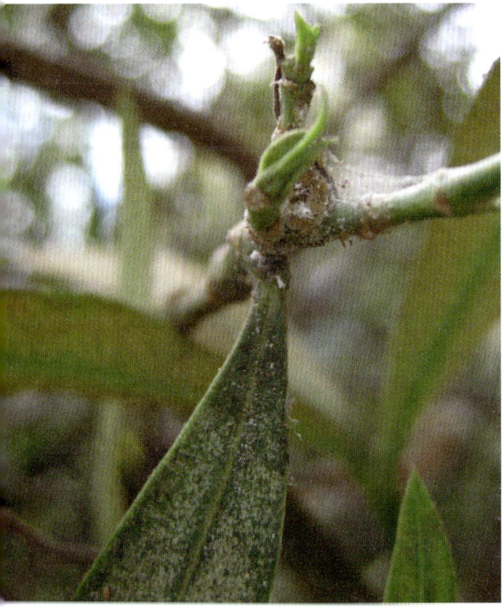

Abb. 2.14: Von Spinnmilben befallener Oleander. Man sieht in der Blattachsel die feinen Spinnweben sowie die hell gesprenkelten Blätter.

Spinnmilben

Es handelt sich um 0,3–0,5 mm große Spinnentiere, die hauptsächlich an der Blattunterseite sitzen (→ Abb. 2.14). Spinnmilben saugen den Pflanzensaft aus den Blättern. Bei sehr großem Befall sieht man feine, weiße Spinnweben in den Blattachseln.

Schadbild: Die Blätter sehen hell gesprenkelt auf der Blattoberfläche aus. Bei starker Schädigung vertrocknen sie und fallen ab.

Ursachen: Trockenheit und Hitze begünstigen die rasante Vermehrung der Spinnmilben.

Behandlung und Vorbeugung: Belüften, regelmäßig gießen. Geeignete homöopathische Mittel anwenden.

Homöopathische Hauptmittel bei Spinnmilben

Petroleum C 30	→ Die Blattoberfläche ist hell gesprenkelt, bei starkem Befall vertrocknen die Blätter und fallen ab. In den Blattachseln sind feine Spinnweben sichtbar. Pflanzen im Freiland: Schwäche der Pflanzen durch Rissverletzungen nach Frost und/oder starker Kälte. Zimmerpflanzen: Nach warmer, trockener Zimmerluft. Nach schlechter Überwinterung und Lichtmangel. Gut für hartlaubige Pflanzen geeignet.
Psorinum C 200	→ Kälte- u. Frostempfindlichkeit. Kleine, mickrige Pflanzen.
Sulphur C 200	→ Die Pflanzen haben keine satte Grünfärbung. Die Pflanze ist „durstig", kann jedoch Wasser nicht gut aufnehmen, deshalb ist trotz „Durst" Wassermangel in der Pflanze. Hitze- und kälteempfindlich.

Weiße Fliege

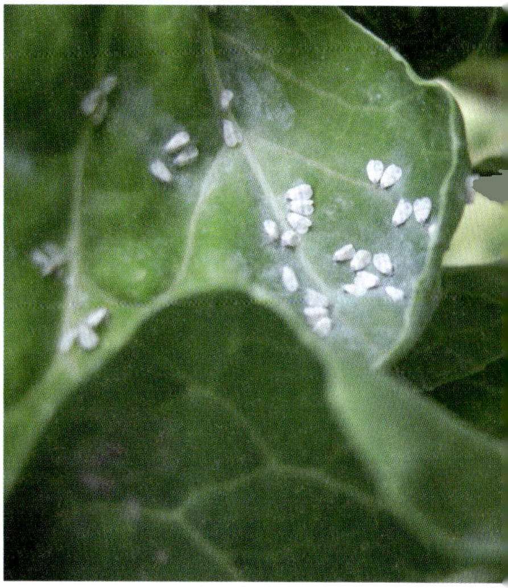
Abb. 2.15: Weiße Fliege.

Weiße Fliegen (→ Abb. 2.15) finden sich sowohl an Pflanzen in Gewächshäusern, an Zimmerpflanzen als auch an Freilandpflanzen.
Schadbild: Weiße Fliegen sitzen an den Blattunterseiten. Berührt man die Blätter, fliegen sie in Schwaden hektisch auf. Sie schädigen die Pflanze sowohl durch ihre Saugtätigkeit als auch durch das Ausscheiden von Honigtau in großen Mengen. Auf diesem Honigtau können sich Rußtaupilze ansiedeln. Sowohl die Blätter als auch die Früchte sehen dann ganz schwarz aus.
Ursachen: Wärme und Trockenheit.
Behandlung und Vorbeugung: Ein heller und kühler Standort ist sinnvoll. Immer wieder lüften und gießen. Im Fachhandel sind sog. „Gelbtafeln" gegen die Weiße Fliege erhältlich. Die homöopathischen Mittel *Psorinum* und *Sulphur* haben sich bei Weißer Fliege besonders bewährt.

Homöopathische Hauptmittel bei Weißen Fliegen

Psorinum C 200 → Die Blätter rollen sich an den Rändern ein. Durch die klebrige Honigtau-Ausscheidung siedeln sich schwarze Rußtaupilze an, die Blätter und Früchte schwarz werden lassen. Kälte- u. Frostempfindlichkeit. Kleine, mickrige Pflanzen, die durch die Schwäche leicht von Schädlingen befallen werden.

Sulphur C 200 → Die Blätter rollen sich an den Rändern ein. Durch die klebrige Honigtau-Ausscheidung können sich schwarze Rußtaupilze ansiedeln. Die Blätter und die Früchte werden dadurch schwarz. Durstige Pflanzen mit gestörter Wasseraufnahme. Kälte- u. Frostempfindlichkeit.

2.3 Schnecken

Für den Gärtner ist nichts so lästig wie diese schleimigen Freunde, die vor allem nach nassen Frühjahrsperioden über Nacht einem Salatbeet den Garaus machen können. Schnecken (→ Abb. 2.16) sind besonders nach nassem Wetter ein riesiges Problem, das auch die tolerantesten Pflanzenfreunde in Rage bringt. Zuerst einmal: Abwehrpflanzen gegen Schnecken sind nicht bekannt. Die Eiablage findet im Vorjahr statt, wenn wenig gehackt wurde und die Erde grobschollig ist. Fleißiges Hacken stört also die Eiablage.

Deshalb: Je feinkrümeliger der Gartenboden in den Herbst geht, desto weniger Schnecken gibt es im Folgejahr.

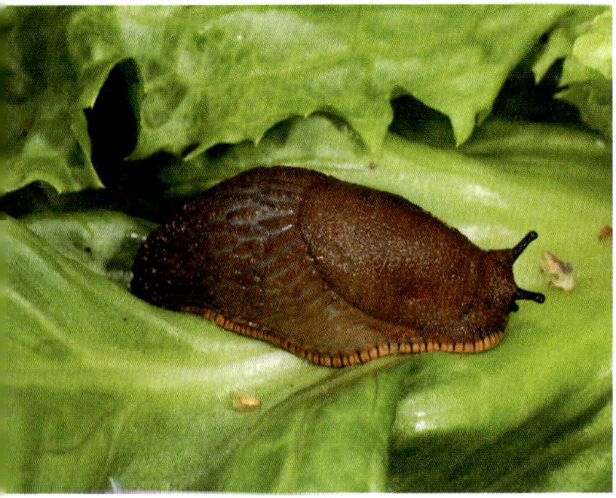

Abb. 2.16: Die in den 60er-Jahren aus Südeuropa eingeschleppte Spanische Wegschnecke *(Arion lusitanicus)* ist eine der häufigsten Schneckenarten in Deutschland, mit bis zu 12 Exemplaren pro m^2 Kulturfläche.

Schadbild: An Blättern und Blüten Rand- oder Lochfraß, z. T. auch Kahlfraß und glänzende Schleimspuren.

Ursachen: Nackt- oder Gehäuseschnecken von meist grauer Farbe. Überwinterung als Eier oder Tiere im Boden.

Behandlung und Vorbeugung: Lockfallen mit Bier haben wir alle schon ausgebracht – sie wirken kaum. Ablenken mit Kartoffel- und Apfelschalen ist ebenfalls meist erfolglos – der junge Salat schmeckt ihnen einfach viel besser. Sinnvoller ist es, die Schnecken morgens oder bei nasser Witterung abzusammeln und zu vernichten. Geeignete homöopathische Mittel anwenden.

Homöopathische Hauptmittel bei Schnecken

Helix tosta D 6	→ Dosierung → Kap. 1.3 S. 16
Schnecken-Nosode	→ Herstellung → Garten-Tipp (siehe nächste Seite)

GARTEN-TIPP

- Herstellung der „Schnecken-Nosode": Schnecken absammeln, mit schnellem Schnitt „human" töten. Auf Zeitungspapier trocknen lassen. Dann die Schnecken verbrennen. 2-3 Teelöffel dieser Asche in10 l Wasser einrühren, über das Erdreich um die Pflanzen gießen.
- Nicht homöopathischer Tipp:
  Im Herbst beim Umgraben alte Bettfedern in die Erde einarbeiten; Schnecken mögen das gar nicht.

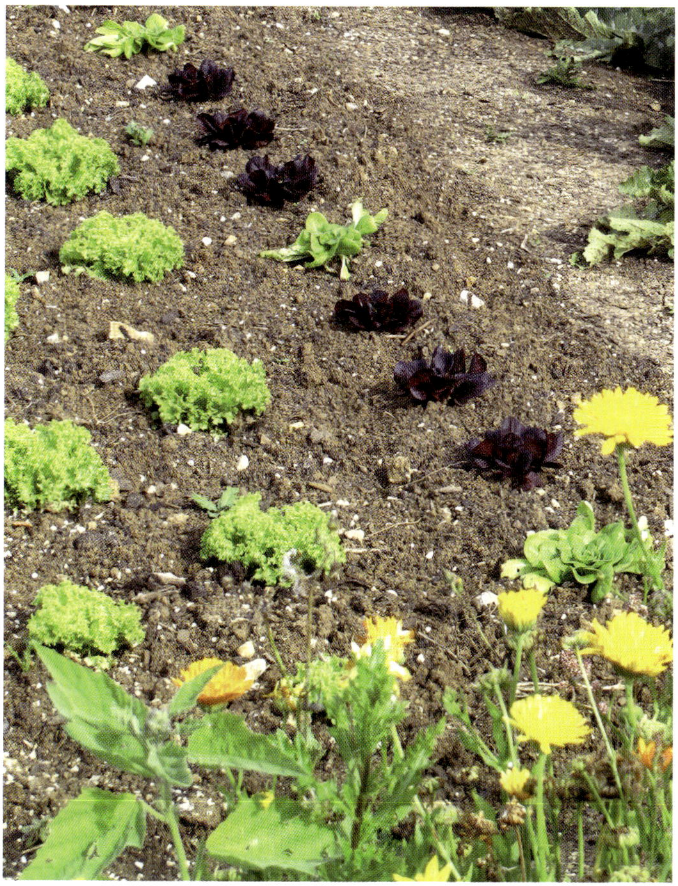

Abb. 2.17: Ein Salatbeet ist eine große Attraktion für Schnecken

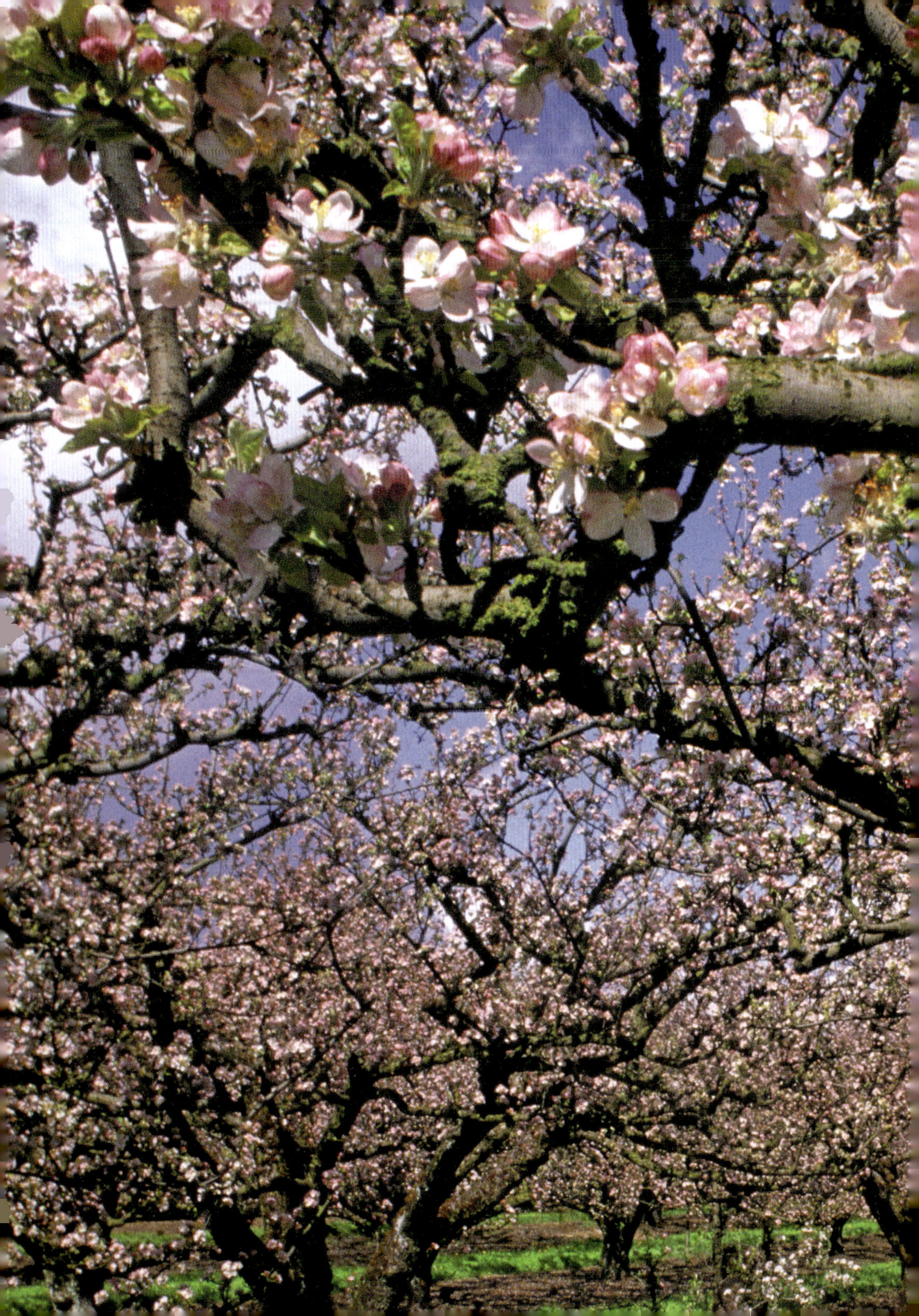

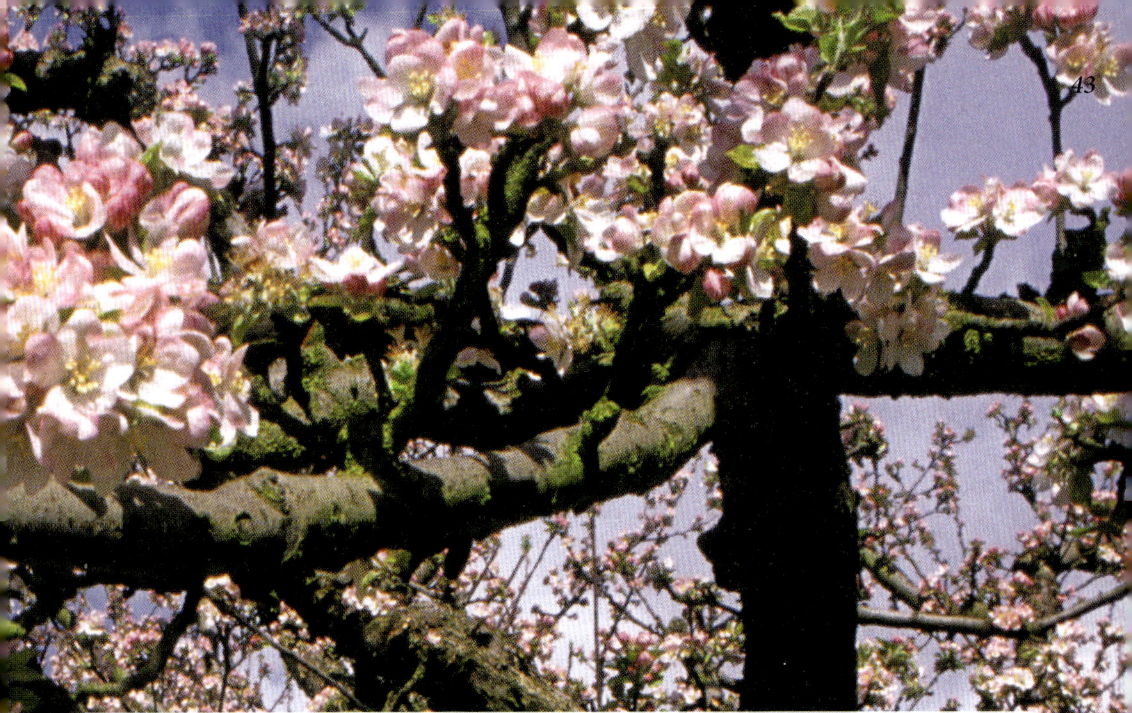

3 Krankheitserreger und ihre Schadbilder

3.1 Pilzerkrankungen

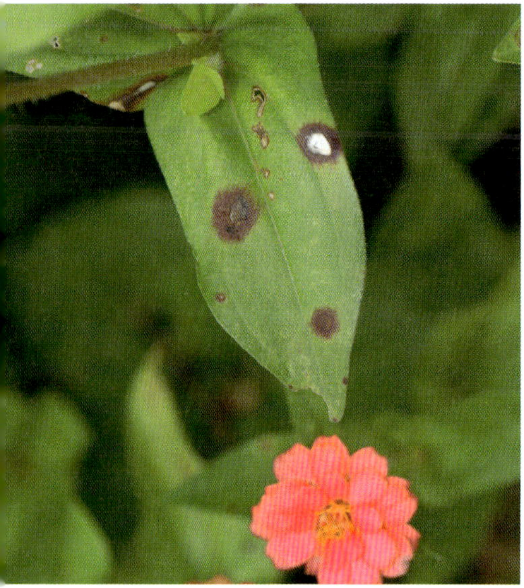

Abb. 3.1: Pilzliche Blattflecken (Alternaria) an Zinnie.

Die meisten Pflanzenkrankheiten werden durch Pilze verursacht. Pilze verbreiten sich durch sog. Pilzsporen, die in der Regel durch die Luft getragen werden. Das Pilzwachstum wird durch Feuchtigkeit gefördert. Pilze zersetzen entweder lebendes oder abgestorbenes Pflanzengewebe.

Pilzkrankheiten sind z. B. Bleiglanz, Grauschimmelkrankheit, Echter Mehltau, Falscher Mehltau, Monilia, pilzliche Blattflecken (→ Abb. 3.1), Pulverschorf, Rostkrankheit, Samtfleckenkrankheit, Schokoladenfleckenkrankheit, Schorf, Schrotschusskrankheit, Tulpenfeuer, Weißer Rost.

GARTEN-TIPP

Es klingt vielleicht etwas altmodisch „schwäbisch", aber die gründliche Reinigung von Gartengeräten ist wichtig. Wenn die Baum-, Hecken- und Rosenscheren nicht immer wieder gründlich gesäubert werden, sind der Krankheitsübertragung Tür und Tor geöffnet. Stellen Sie sich vor, dass Sie bei jedem Schnitt eine kleine „Operation" vornehmen, da muss Ihr OP-Besteck doch wohl einwandfrei sein.

Vorbeugung und Behandlung: Verwenden Sie nur saubere Gartengeräte. Denken Sie auch an eine gründliche „Gartenhygiene" und sammeln Sie befallene Pflanzenteile ab. Den Boden rund um die Pflanze ebenfalls säubern. Die verpilzten Pflanzenteile können Sie verbrennen oder in die Bio-Tonne geben. Wenn befallene Blätter lange Zeit auf dem Erdreich lagen und dieses infiziert haben, ist auch ein Austausch des Bodens empfehlenswert. Geeignete homöopathische Mittel anwenden.

Homöopathische Hauptmittel bei Pilzerkrankungen

Carbo vegetabilis C 30 → Die Pflanze sieht „schlaff" und schwach aus, z. T. leicht gelblich verfärbte Blätter, z. T. auch schwarzfleckig.
Kälteempfindlich.

Cuprum metallicum C 30 → Braunfäule: braune Stellen auf den Stängeln, Blätter werden braun bis schwarz und welken schnell.

Echter Mehltau (= Schönwetterpilz): Weißer, abwischbarer Belag auf der Blatt-Oberseite.

Falscher Mehltau (= Pilz nach feuchtem Wetter): Grauer und grauvioletter Belag auf der Blattunterseite.

Pilzbefall, allgemein: kleine schwärzliche Flecken auf den Blättern oder rostfarbene Stängel mit schnell verwelkenden, braunen Blättern oder schwärzlicher „Pilzrasen" auf den Blättern.

Lycopodium C 30 → Vorzeitige Gelbfärbung der Blätter im Sommer, z. T. auch durch Mobilfunk. Schwache Wurzelbildung.
Kälteempfindlichkeit.

Natrium sulphuricum C 30 → Grau-weiße Schimmelbildung auf Blättern und Stängeln. Kräuselkrankheit, Echter und Falscher Mehltau, Pilzbefall allgemein.

Braunfäule an Tomaten: Die Stängel werden braun, die Blätter braun bis schwarz und welken schnell.
Folge von lange andauerndem Regen, schwülwarmem Wetter.

Silicea C 200 → Grau-weißer oder auch schwärzlicher Pilzbefall.
Kälteempfindliche, schwächelnde Pflanze. Durch Kräftigung des Zellgewebes übersteht die Pflanze den Pilzbefall besser. Oft reicht bereits die 1-malige Anwendung.

Solidago C 30 → Blätter färben sich durch Pilzbefall schwärzlich, z. T. auch nur einzelne Flecken.
Kälteempfindlichkeit und Folge von überdüngten Böden.

Sulphur C 200 → Grau-weißliche Schimmelbildung auf Blättern und Stängeln, schwarze Pilzflecken.
Kräftigendes Mittel nach überstandenem Pflanzenkrebs.

Thuja C 200 → Gut einsetzbar bei allen Pilzerkrankungen. Die Blätter sehen schimmelig-grau aus oder haben schwarze Blattflecken.
An Bäumen: Die Äste weisen wuchernde schwarz-braune Krebsstellen auf.
Bei Kräuselkrankheit: Die Blätter kräuseln sich ein und fallen ab.
Folge von feuchtem, kaltem Regenwetter und Nebel, aber auch nach Hitze.
Viruserkrankungen der Pflanzen: Die Pflanze weist warzenähnliche Auswüchse an den Ästen oder auf den Blättern auf.

GARTEN-TIPP

Alternativ lässt sich auch eine sogenannte **Pilz-Nosode** aus der spezifischen Pilzkrankheit herstellen: Die Blätter der befallenen Pflanzen trocknen, danach in einem Metallgefäß verbrennen. 2-3 Teelöffel dieser Asche in 10 Liter Wasser auflösen, über Blätter und Erdreich gießen oder das Blattwerk besprühen oder spritzen.

Braunfäule (Rostkrankheit)

Diese Pilzerkrankung (→ auch „Gesundheit und Wachstumsförderung von Tomaten“ Kap. 4.4) tritt am häufigsten an Freilandtomaten (→ Abb. 3.2) auf, gelegentlich aber auch beim Anbau im Gewächshaus. Die Braunfäule kann innerhalb weniger Tage die Tomatenbestände vernichten.

Schadbild: An den Stängeln sind dunkelbraune Flecken erkennbar. Die Blätter werden braun bis schwarz und verwelken. Die Früchte bekommen runzlige, harte Stellen, die immer brauner werden und sich nach und nach über die ganze Frucht ausbreiten. Die oberen Teile der befallenen Triebe sterben ab.

Ursache: Die Sporen des Pilzes keimen bei anhaltender Blattnässe, z. B. infolge von länger als 9 Stunden andauerndem Regen. Sie infizieren zunächst die Blätter, später auch Stängel und Früchte.

Behandlung und Vorbeugung: Zu Beginn der homöopathischen Behandlung nur den Wurzelbereich mit der Arznei-Wasser-Mischung (→ Kap. 1.3) gießen, bei Tomatenpflanzen jedoch nie die Tomatenblätter begießen (→ Kap. 4.4). Sobald das Wetter und der Boden trocken sind, können Tomatenpflanzen ab und zu mit der Arznei-Wasser-Mischung fein besprüht werden. Wöchentliche Gaben verhindern zuverlässig Braunfäule. Bei bereits befallenen Pflanzen die befallenen Blätter und Früchte entsorgen und 2- bis 3-tägig gießen, bis Besserung sichtbar wird. Geeignete homöopathische Mittel anwenden.

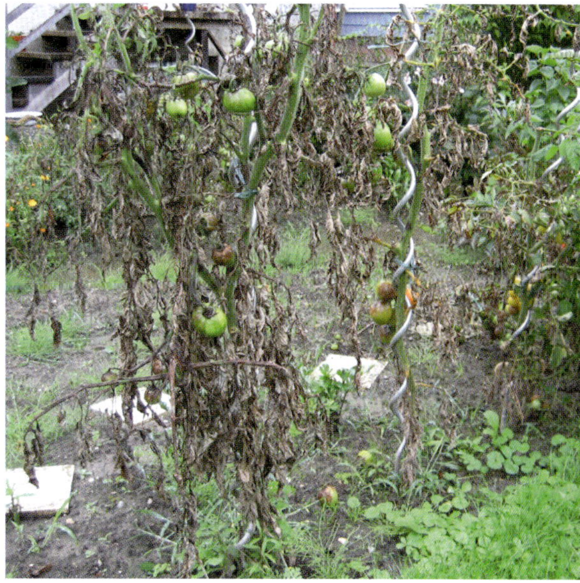

Abb. 3.2: Braunfäule ohne homöopathische Behandlung: So sehen Freiland-Tomaten im Bodenseegebiet Mitte August 2010 aus (nasskaltes Frühjahr und lange Regenperioden im Sommer).

Merke

Bei Regenperioden die Pflanze nicht noch zusätzlich mit 30 l Wasser gießen, sondern 6–8 Globuli in 150 ml Wasser verrühren und diese Mischung löffelweise im Wurzelbereich ausbringen. Es genügen 6–8 Teelöffel pro Pflanze.

Homöopathische Hauptmittel bei Braunfäule

Carbo vegetabilis C 30	→ Die Pflanze sieht „schlaff“ und schwach aus, z. T. leicht bräunlich-gelblich verfärbte Blätter, die später schwarze Pilzflecken aufweisen können. Kälteempfindlichkeit.
Cuprum metallicum C 30	→ Braunfäule: braune Stellen auf den Stängeln, Blätter werden braun bis schwarz und welken schnell. Folge von Nässe.

Natrium sulphuricum C 30	→	Die Stängel werden braun, die Blätter braun bis schwarz, z. T. braun gesprenkelt. Die Blätter welken schnell. Die Früchte werden runzelig und hart. Rasante Ausbreitung des Pilzes. Folge von lange andauerndem Regen, schwülwarmem Wetter. Verhindert zuverlässig Braunfäule an Tomaten.
Thuja C 30, später evtl.C 200	→	Braunfärbung der Stängel und Blätter, z. T. bräunlich gesprenkelt. Die Blätter welken schnell. Die Früchte werden runzelig und hart. Rasante Ausbreitung des Pilzes. Folge von lange andauerndem Regen, Kälte, hoher Luftfeuchtigkeit.
Im Anschluss	→	Wählen Sie ein "Schwäche- und Aufbaumittel mit Hilfe der Modalitätentabelle S. 130-131.

Kräusel-Krankheit

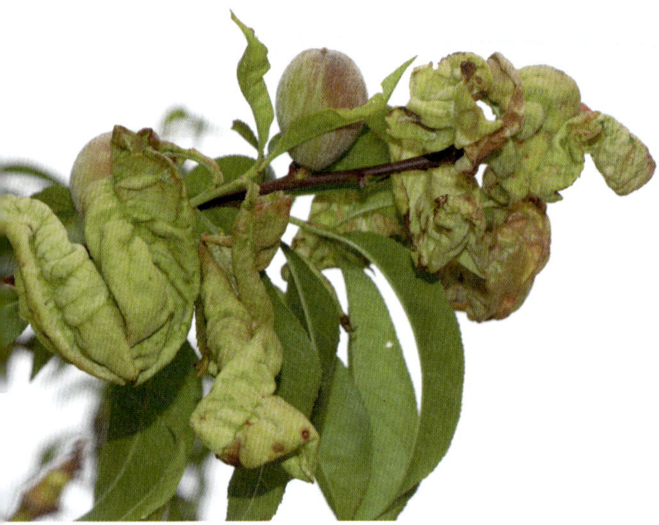

Abb. 3.3: Kräusel-Krankheit bei Pfirsichen. Erkennbar wird der Pilz erst dann, wenn sich die Blätter bald nach dem Austrieb im Frühjahr kräuseln.

Die Kräusel-Krankheit ist häufig Folge von zu hoher Luftfeuchtigkeit. Aprikosen- und Pfirsichbäume sind dafür besonders anfällig.

Schadbild: Die vom Pilz befallenen Blattteile werden dick und die entstehenden Blasen verfärben sich weißlichgrün bis karminrot. Die Blätter „kräuseln" sich bald nach dem Austrieb (→ Abb. 3.3), sie vertrocknen und fallen ab. Obwohl die Pflanze sehr geschwächt ist, folgt oft noch ein gesunder neuer Austrieb. Auch die meisten Früchte fallen ab und die Knospenbildung für das nächste Jahr ist eingeschränkt.

Ursache: Die Sporen des Pilzes überwintern auf Trieben, in Rindenritzen und Knospenschuppen. Wenn sich die Knospenschuppen leicht öffnen, kann der Pilz bei feuchter Witterung schnell infizieren. Die Pilzsporen werden durch den Regen direkt zwischen die jungen Blättchen hineingespült. Bevor die erkrankten Blätter abfallen, bilden sich erneut Pilzsporen, die dann auf die Zweige gelangen, wo sie auch überwintern.

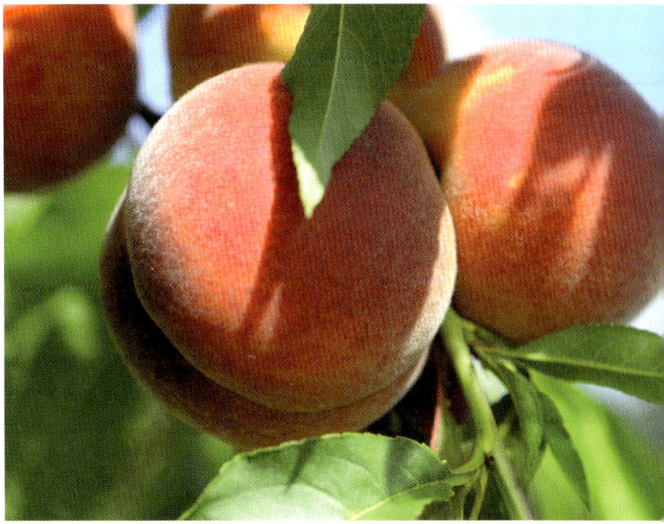

Abb. 3.4: Gesunde Pfirsiche

Behandlung und Vorbeugung: Bei Neupflanzungen sind eher die weiß- oder rotfleischigen Sorten zu bevorzugen. Sie sind weniger anfällig als gelbfleischige. Man kann versuchen, durch „großzügigen" Baumschnitt sowie gründliches Entfernen der befallenen Teile und Entsorgung (verbrennen oder Bio-Tonne) die Kräusel-Krankheit einzudämmen.

Homöopathische Hauptmittel bei Kräusel-Krankheit

Natrium sulphuricum C 30 → Dickliche Blasen auf den Blättern mit weißlichgrüner Verfärbung, die sich später rötlich einfärben können. Die Blätter kräuseln sich, vertrocknen und fallen ab, ebenfalls die Früchte.

Folge von hoher Luftfeuchtigkeit, nassem oder auch schwülwarmem Wetter.

Thuja C 30, später evtl.C 200 → Dickliche Blasen auf den Blättern mit weißlichgrüner Verfärbung, die sich später rötlich einfärben können. Die Blätter kräuseln sich, vertrocknen und fallen ab, ebenfalls die Früchte.

Folgen von Kälte, langen kalten Regenperioden, hoher Luftfeuchtigkeit.

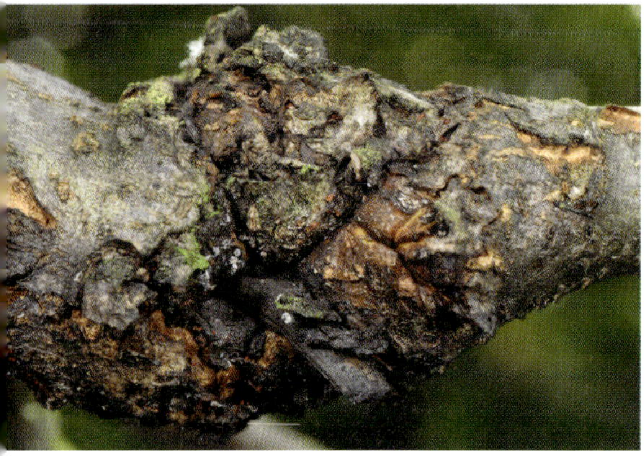

Abb. 3.5: Obstbaumkrebs tritt sehr häufig an Apfelbäumen auf. Besonders auffällig sind die knollenartigen Wucherungen an den Ästen älterer Apfelbäume.

Krebserkrankung

Bei einer Krebserkrankung sterben Jungbäume nach 1–2 Jahren ab, ältere Bäume kümmern länger vor sich hin. Die Herbst- und die Frühjahrsmonate sind die Hauptinfektionszeiten.

Schadbild: Kleine, eingesunkene, krebsartige Wucherungen an Trieben. Zweige sterben ab, Blätter sehen z. T. aus wie bei der Schrotschusskrankheit. Beim Obstbaumkrebs bilden sich schuppige Ringe und Wucherungen, knollenartige Wucherungen (→ Abb. 3.5), tief ins Holz reichende Wunden. Triebe und Blätter sterben ab. Zum Teil werden „Pusteln" ausgebildet. Früchte zeigen um die Kelchgrube braune Flecken.

Ursachen: Es gibt einen Krebs an holzigen Pflanzen, der durch Pilzsporen verursacht wird und einen durch Bakterien ausgelösten Krebs, der vor allem an Apfel-, Kirschen- und Pflaumenbäumen auftritt. Kernobstbäume werden besonders häufig befallen.

Behandlung und Vorbeugung: Kranke Äste abschneiden oder die Krebswunden ausschneiden. Behandlungsbeispiel bei Krebs von Gehölzen (→ Anhang Kap. III).

Homöopathische Hauptmittel bei Krebserkrankungen

Arnica C 200 → Nach großzügigem Schnitt bei Pflanzenkrebs.

Calendula C30 → Falls Pflanzenkrebs in Rissen entsteht.

Carbo vegetabilis C 30 → Die Krebsstelle sieht schwarz-braun und abgestorben aus.

Carcinosinum C 30 → Krebs und krebsartige Wucherungen. Im Wechsel mit *Thuja* sehr gute Wirkung (→ Anh. III).

Nosode	→ Nosodenherstellung (→ Kap. 3.1 und Kap. 5).
Sulphur C 200	→ Nach überstandenem Krebs.
Thuja C 30	→ Gute Wirkung im Wechsel mit *Carcinosinum* (→ Anh. III).

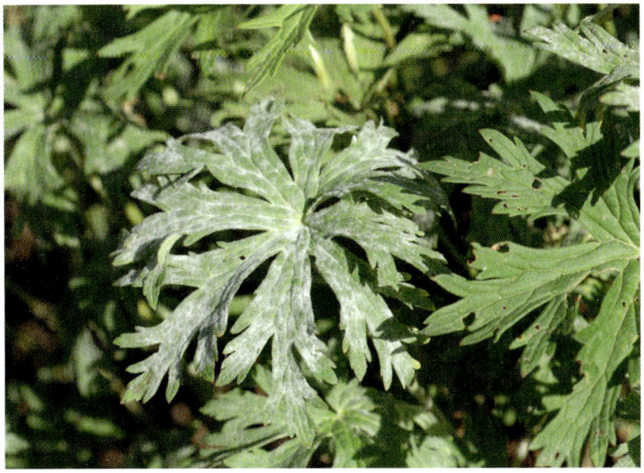

Abb. 3.6: Echter Mehltau an Rittersporn. Der Pilzbefall ist an den weißen Sporenlagern, die einen samtigen Belag auf den Blattoberseiten bilden, leicht zu erkennen.

Mehltau

Oft fällt die Unterscheidung zwischen Falschem und Echtem Mehltau schwer. Der Unterschied: Der Falsche Mehltau liebt Feuchtigkeit, während der Echte Mehltau ein Schönwetterpilz ist.

Falsche Mehltaupilze befallen Radieschen, Rettich, Meerrettich, Schwarzwurzeln, Kopfsalat, Erbsen, Feldsalat, Kohlgewächse, Spinat, Zwiebeln und Weinreben. Echter Mehltau kommt hauptsächlich an Rosen und anderen Zierpflanzen sowie an Gemüsepflanzen wie z. B. Gurken, Kürbis und Möhren vor. An Obstgehölzen sind der Apfelmehltau und der Amerikanische Stachelbeermehltau die bedeutendsten Echten Mehltaupilze.

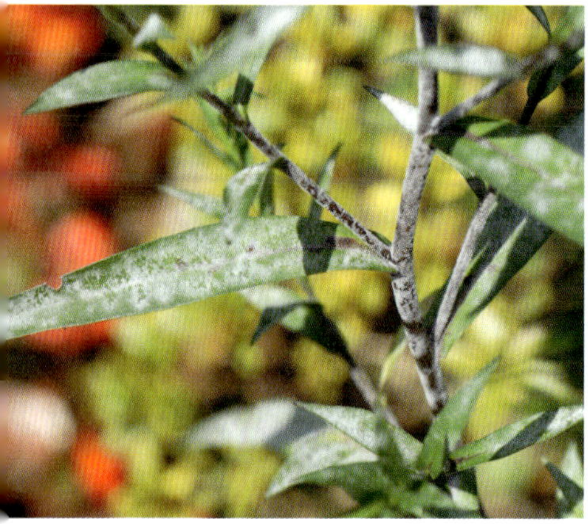

Abb. 3.7: Auch Staudenastern sowie Phlox und Begonien werden häufig von Echtem Mehltau befallen.

Echter Mehltau

Schadbild: Echter Mehltau sitzt immer als abwischbarer, weißer, später schmutzig-bräunlicher Belag auf den Blattoberseiten (→ Abb. 3.6, 3.7). Die Blätter verbräunen und vertrocknen.

Ursache: Pilzsporen. Echte Mehltaupilze fliegen als Sporen an, bleiben auf den Blättern liegen und keimen dort zu einem Pilzgeflecht aus.

Behandlung und Vorbeugung: Kranke Blätter und Pflanzenteile entfernen, verbrennen oder in der Biotonne entsorgen. Gartengeräte gründlich säubern. Gleichgewicht zwischen Trockenheit und Feuchtigkeit anstreben, deshalb regelmäßig, aber maßvoll gießen (laut Mondkalender an Krebs-, Skorpion-, Fischetagen).

Homöopathische Hauptmittel bei Echtem Mehltau

Cuprum metallicum C 30	→ Weißer, schimmliger, abwischbarer Belag auf der Blattoberseite.
Natrium sulphuricum C 30	→ Grau-weiße Schimmelbildung auf Blättern und Stängeln auf der Blattoberseite, die abgewischt werden kann. Nach warmem und schwülwarmem Wetter.
Nosode	→ Nosodenherstellung (→ Kap. 3.1 und Kap. 5).
Silicea C 200	Abwischbarer Pilzbelag auf der Blattoberseite. Durch Kräftigung der Pflanze vertrocknen die verpilzten Stellen, Neuaustrieb wird gefördert.
Sulphur C 200	→ Grau-weiße, abwischbare Schimmelbildung auf Blättern und Stängeln auf der Blattoberseite; z. T. verfärben sich die Blätter hellgrün bis blaßgrün.
Thuja C 30	→ Später evtl.C 200, um eine völlige Genesung zu erreichen. Grau-weiße Schimmelbildung auf der Blattoberseite, die abgewischt werden kann. Verregnetes Frühjahr und Sommer.

GARTEN-TIPP

- Phlox blüht reichlicher, wenn man vor der Blute ca. ⅓ der Blütenkospen abknipst.
- Nach der Blüte verblühte Blüten abschneiden, gut gießen, dann blüht der Phlox meist noch einmal
- Phlox ist besonders häufig von Mehltau befallen. Ein einfaches, nicht homöopathisches Mittel: Die Pflanzen sollten genügend Luftzirkulation haben. Des Weiteren sollte man vor der Mittagshitze die Blätter mit Wasser übergießen, dabei fallen die Sporen nach unten
- Wenn Sie homöopathisch behandeln wollen, können Sie vorbeugend 1 Mal 6-8 Globuli Cuprum metallicum C 30 vormittags über die Blätter gießen (reicht für 30 l Präparate-Wasser).

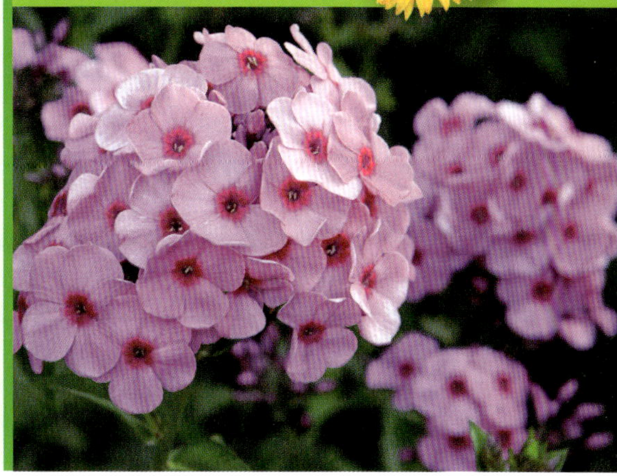

Abb. 3.8: Phlox

Falscher Mehltau

Schadbild: Auf der Blattunterseite ist meist ein grauer oder grauvioletter Pilzrasen erkennbar (→ Abb. 3.9, 3.10). Die Blattoberseite ist nur aufgehellt oder gelbfleckig. Das Blatt stirbt mit der Zeit ab.

Ursache: Übertragene Pilzsporen. Diese Pilze können überwintern. Regenperioden oder feuchtes Wetter fördern den Befall, da die Blätter zu lange nass bleiben.

Behandlung und Vorbeugung: Schlecht gedeihende Pflanzen sowie zu eng stehende Pflanzen sollten entsorgt werden. Ein Gleichgewicht zwischen Feuchtigkeit und Trockenheit sollte angestrebt werden. Nicht auf die Blätter und nicht abends gießen. Evtl. mulchen und belüften. Geeignete homöopathische Mittel anwenden.

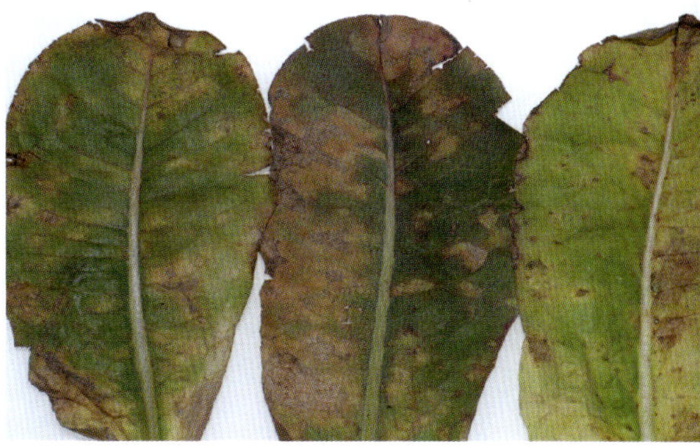

Abb. 3.9: Falscher Mehltau an Pflücksalat. Gut erkennbar ist der grauviolette Pilzrasen.
Der Falsche Mehltau befällt vor allem Gemüse, Kohl, Salate und sonstige – vor allem mit Kraut versehene – Pflanzen.

Homöopathische Hauptmittel bei Falschem Mehltau

Cuprum metallicum C 30	→ Grauer bis grauvioletter Belag auf der Blattunterseite. Nach viel Regen, wenn die Blätter zu lange nass bleiben.
Natrium sulphuricum C 30	→ Grau bis grau-violetter Belag (= Pilzrasen) auf der Blattunterseite. Nach schwül-warmem, feuchtem Wetter.
Nosode	→ Nosodenherstellung (→ Kap. 3.1 und Kap. 5).
Silicea C 200	→ Pilzbelag auf der Blattunterseite. Durch Kräftigung des Pflanzenzellgewebes gesundet die Pflanze.
Sulphur C 200	→ Grau bis grauvioletter Belag auf der Blattunterseite. Z. T. verfärben sich die Blätter hellgrün oder werden blaßgrün. Wetter: Hitze, aber auch Kälte mit nachfolgender Hitze.
Thuja C 30	→ Später evtl. C 200, um eine völlige Genesung zu erreichen. Auf der Blattunterseite grau bis grauvioletter schimmliger Belag. Nach langdauernden Regenperioden.

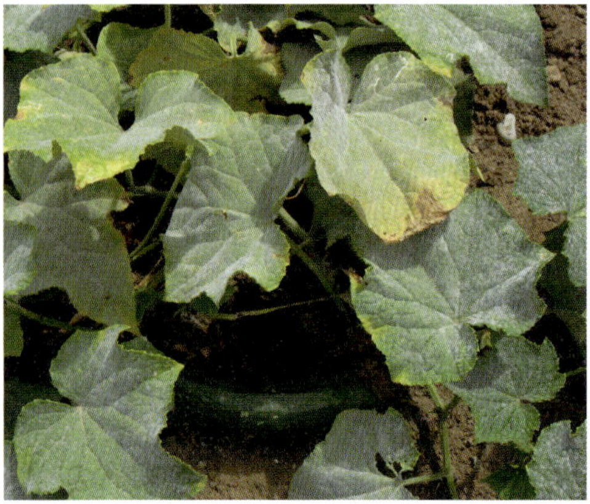

Abb. 3.10: Gurken-Mehltau, als eine Form des Falschen Mehltaus, ist besonders gefürchtet. Er befällt Gurken vor allem dann, wenn die Blätter längere Zeit feucht sind. Erhöhte Infektionsgefahr besteht in niederschlagsreichen Jahren, aber auch bei stark schwankenden Tag- und Nachttemperaturen mit verstärkter Taubildung.

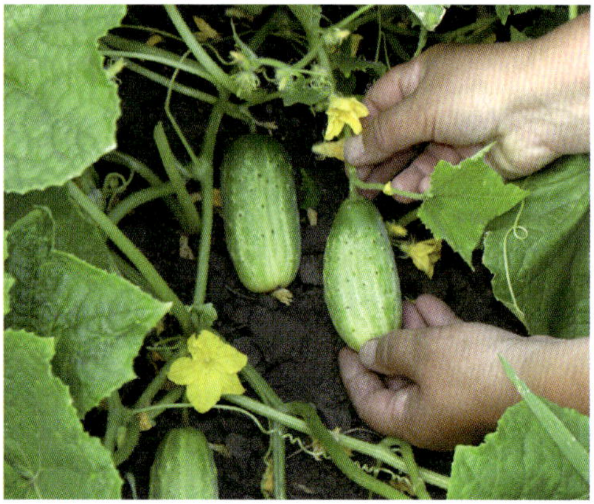

Abb. 3.11: Gesunde Gurken

Monilia-Fruchtfäule und Monilia-Spitzendürre

Die Fruchtfäule (*Monilia fructigena*) und dic Spitzendürre (*Monilia laxa* → Abb. 3.12) sind Pilzkrankheiten, die vor allem Obstbäume betreffen. Die Fruchtfäule (→ Abb. 3.13, 3.14) tritt bevorzugt an Kirschen und Pflaumen, aber auch an Birnen und Äpfeln auf.

Schadbild: Die Monilia Fruchtfäule hat zwei unterschiedliche Schadbilder. Zum einen ist sie als Polsterschimmel bekannt: Hier sind kreisförmig angeordnete Sporenlager um eine Verletzung angeordnet. Zum anderen zeigt sie sich als schwarze Lederfäule der Früchte, die hauptsächlich nach dem Einlagern auftritt. Die Fruchtschale wird dabei lederartig hart. Eine Polsterschimmel-Infektion erfolgt immer über Verletzungen, häufig über die Einbohrlöcher von Schädlingen, z. B. des Apfelwicklers.

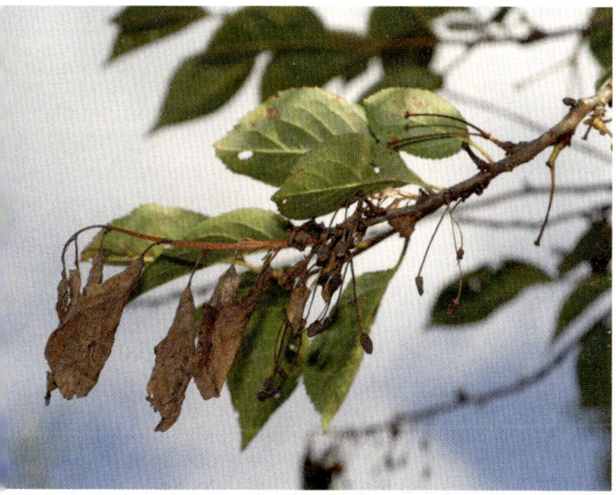

Abb. 3.12: Monilia-Spitzendürre. Blüten, Blätter oder ganze Triebe beginnen kurz nach der Blüte von der Spitze her abzusterben und sehen verdorrt aus (Spitzendürre). Besonders anfällig für die Monilia-Spitzendürre sind Sauerkirschen der Sorte Schattenmorelle.

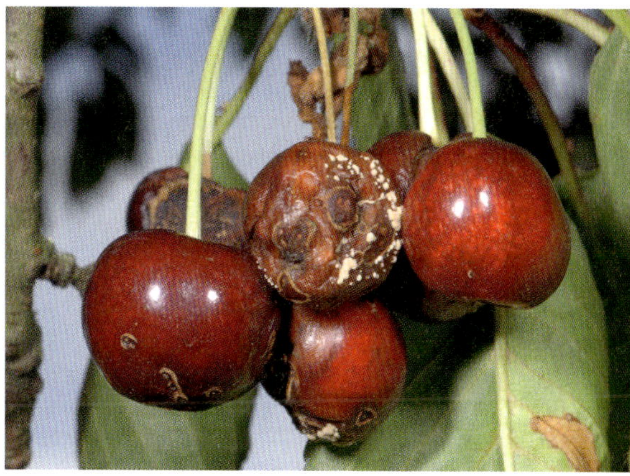

Abb. 3.13: Die Monilia-Fruchtfäule wird von einem Pilz verursacht, der mit dem Erreger der Spitzendürre nah verwandt ist. Meist erfolgt die Infektion eines Kirschbaums durch beide Pilze gemeinsam. In feuchten Sommern verfaulen die Früchte noch am Stamm und fallen entweder ab oder schrumpfen und bleiben mumifiziert am Baum hängen.

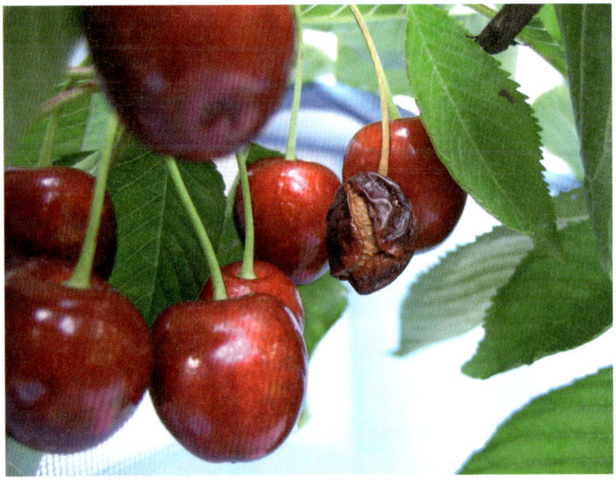

Abb. 3.14: Nasses Frühjahr und feuchter Sommer 2010. Die Kirschen faulen dadurch schnell.
Neu ist, dass die unmittelbar neben den faulen Früchten hängenden Kirschen trotz schwüler und feuchter Witterung nicht angesteckt werden, sondern abtrocknen und verdorren.

Mittelgaben:
2-mal *Thuja* C 30 im Abstand von 5 Tagen,
1-mal *Natrium sulphuricum* C 30 und 1-mal *Carcinosinum* C 30 im Abstand von 7 Tagen.

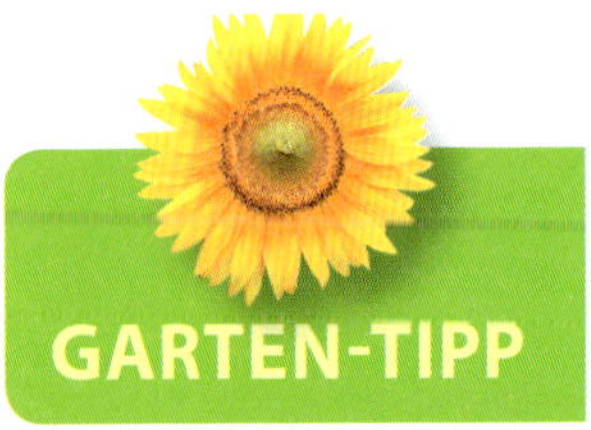

Gegen den Apfelwickler sind Nematoden (= winzige Fadenwürmer) eine wirksame Hilfe: Sie setzen den Raupen zu (z. B. nemapom anwenden – Web: www.e-nema.de).

Ursache: Der Pilz *(Monilia fructigena)* befällt sowohl Zweige als auch Früchte. Bei feuchter, nasskalter Witterung kann der Pilz durch die geöffnete Blüte bis ins Holz eindringen und so die Zweige schädigen. Die Infektionen der Früchte setzt eine vorherige Verletzung voraus, sei es durch tierische Erreger (z. B. Apfelwicklerlarven), Krankheiten (z. B. Schorfrisse) oder andere Einflüsse (z. B. Hagel). Die Lederfäule kann beim Einlagern auf gesunde Früchte übergreifen, wenn diese an die kranke Frucht anliegen.

Behandlung und Vorbeugung: Verletzungen jeder Art sollten vermieden werden. Die befallenen Früchte möglichst verbrennen. Saubere Gartengeräte verwenden. An Obstbäumen im Herbst Leimringe anbringen und im Frühling entsprechende Madenfallen (z. B. Kirschfliegenfalle, Pflaumenwicklerfalle) in die Bäume hängen. Geeignete homöopathische Mittel anwenden.

GARTEN-TIPP

Für Kirschbäume sind Kirschfliegenfallen sinnvoll, die im Frühling in die Bäume gehängt werden sollten, bevor sich die Kirschen gelb färben (u.a. von Fa. Neudorff).

Homöopathische Hauptmittel bei Monilia

Carbo vegetabilis C 30	→ Es sind hauptsächlich Obstbäume betroffen. Kreisförmige, polsterartig verdickte Stellen an Zweigen oder Früchten, oft direkt an der Verletzungsstelle. Die Früchte werden dunkel und lederartig hart. Monilia Spitzendürre: Blüten, Blätter und Triebe werden schwarzbraun, dürr und sterben ab.
Nosode	→ Nosodenherstellung (→ Kap. 3.1 und Kap. 5).
Carcinosinum C 30	→ Schwarz-braune, polsterartige Wucherungen an Zweigen oder Früchten.
Thuja C 30	→ Später evtl. C 200, um eine völlige Genesung zu erreichen. Monilia Spitzendürre: Blüten, Blätter und Triebe werden braun, dürr und sterben ab. Monilia Fruchtfäule: Außerdem schwärzliche Verdickungen auf Blättern und Früchten.

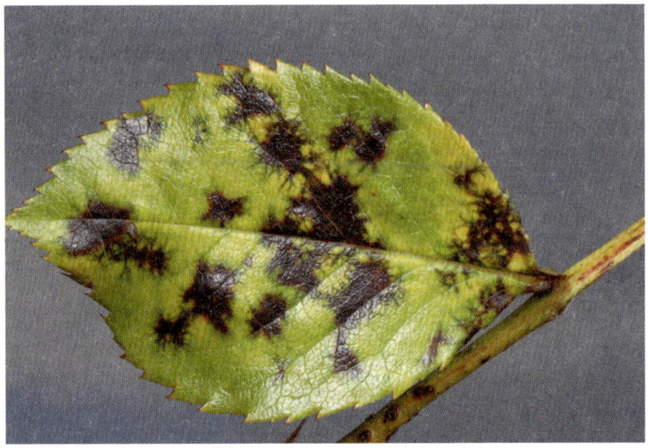

Abbildung 3.15: Sternrußtau. Gut erkennbar ist die sternförmige Verfärbung der Rosenblätter. Zuerst werden die bodennahen Blattetagen befallen. Die Verfärbung entwickelt sich vom Blattrand aus ins Blattinnere.

Sternrußtau

Der Sternrußtau (*Diplocarpon rosae*) ist sicherlich neben dem Echten Mehltau der bekannteste Schadpilz an Rosen.

Schadbild: Anfangs schwarze, „sternchenförmige" Flecke auf noch grünen Blättern, die aber rasch vergilben (→ Abb. 3.15). Die Einzelflecken können einen Durchmesser von 3 cm erreichen. Neben den Blättern können auch Triebe befallen werden. Häufig verkahlen die Büsche, dadurch besteht verminderte Frosthärte.

Ursachen: Hohe Luftfeuchtigkeit, Temperaturen über 15 °C sowie eine längere Blattnässedauer (ca. 7 Stunden).

Behandlung und Vorbeugung: Sammeln Sie die befallenen Blätter ab, auch die auf dem Boden liegenden nicht vergessen. Diese sollten verbrannt oder in der Bio-Tonne entsorgt werden. Falls die befallenen Blätter über sehr lange Zeit im Erdreich gelegen haben, empfiehlt es sich, die oberste Erdschicht zu entfernen und neue Erde einzubringen. Geeignete homöopathische Mittel anwenden (→ Abb. 3.16a).

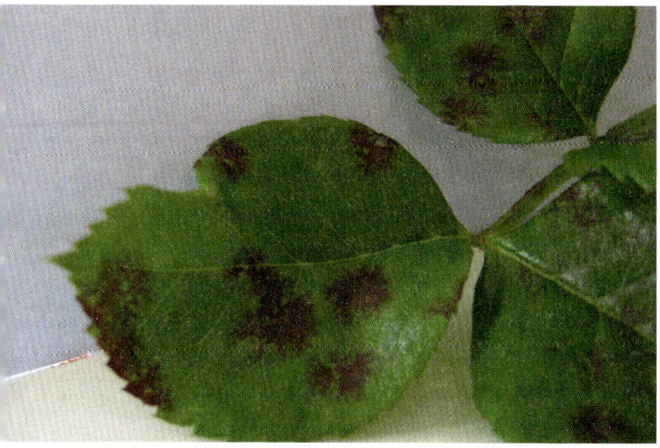

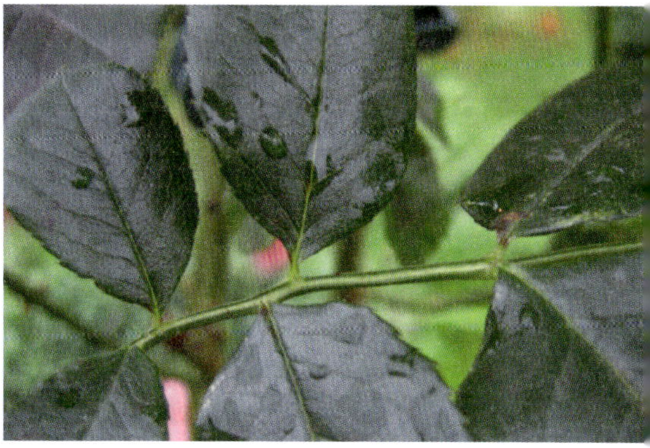

Abb. 3.16a und -b: Von Sternrußtau befallene Rose vor (a – am 01.06.2010) und nach (b – am 16.06.2010) der Behandlung mit *Rhus toxicodendron* C 30.

Homöopathische Hauptmittel bei Sternrußtau

Carbo vegetabilis C 30	→ Schwarze, sternchenförmige Flecken auf noch grünen Blättern.
Cuprum metallicum C 30	→ Schwarze, sternchenförmige Flecken auf noch grünen Blättern. Nach hoher Luftfeuchtigkeit, wenn die Blätter lange der Nässe ausgesetzt sind.
Natrium sulphuricum C 30	→ Schwarze, sternchenförmige Flecken auf noch grünen Blättern. Nach schwülwarmer Witterung, lange anhaltendem warmem Regen.
Rhus toxicodendron C 30	→ Schwarze Sternchenflecken. Besonders geeignet für Rosen. Nach kaltem, feuchtem Wetter.
Thuja C 30	→ Später evtl. C 200, um eine völlige Genesung zu erreichen. Schwarze Sternchenflecken auf den Blättern. Nach nasskalter Witterung, hoher Luftfeuchtigkeit, Nebel.

TIPPS ZU ROSEN

Neupflanzung

Bei der Neupflanzung von Rosen sollten robuste, sternrußtau- und mehltauresistente Sorten bevorzugt werden. Das spart viel Arbeit; allerdings ist dies keine Garantie dafür, dass nicht auch hier Sternrußtau und Mehltau auftreten können.

Standort

Rosen sind Sonnenanbeter; trotzdem ist die reine Südseite nicht immer zuträglich. Auch Rosen reagieren mit Sonnenbrand. Günstig ist eine Süd-Ost-Lage. Außerdem verhindern eine lockere Pflanzung und die damit einhergehende ausreichende Luftzirkulation die schnelle Ausbreitung von Rosenkrankheiten.

Pflege

Nicht überdüngen, nicht zu stark wässern, die Veredelungsstelle sollte 5–7 cm unter dem Erdreich sein.

Rosen sind arbeitsintensiv

Alle Rosenliebhaber wissen, wie schwierig es ist, Rost- und Pilzkrankheiten von den Rosen fernzuhalten. Wöchentliches oder 14-tägiges Spritzen mit herkömmlichen Spritzmitteln ist notwendig; Rosen sind also arbeitsintensiv. Sie erfreuen uns dafür mit ihrer Blüte, ihrem Duft, ihrer Ausstrahlung. Und das ist dem eifrigen Gärtner die Mühe wert.

Wenn also häufiges Spritzen mit chemischen Pflanzenschutzmitteln notwendig ist, um Rosen gesund und schön zu erhalten, können stattdessen homöopathische Arzneimittel angewendet werden. Die Arbeit ist die gleiche.

Homöopathische Mittel bei Rosen

Homöopathische Arznei-Präparate können, je nach Bedarf, am Anfang der Behandlung im Abstand von 3–4 Tagen eingesetzt werden.

Sobald sich der Pflanzenzustand verbessert, ist wöchentliches oder 14-tägiges Ausbringen ausreichend. Meist hält der gesunde Zustand durch das homöopathische Mittel deutlich länger an und es muss weniger häufig gespritzt werden.

So stellen Sie ein Mittel gegen Sternrußtau selbst her

Sie können anstelle des homöopathischen Arzneimittels eine Sternrußtau-Nosode selbst herstellen: Befallene Blätter gründlich aus dem Erdreich entfernen, trocknen lassen, verbrennen. Die Asche dieser Blätter in Wasser auflösen und die Mischung über die Blätter gießen (→ Pilz-Nosode, Kap. 3.1 und Kap. 5).

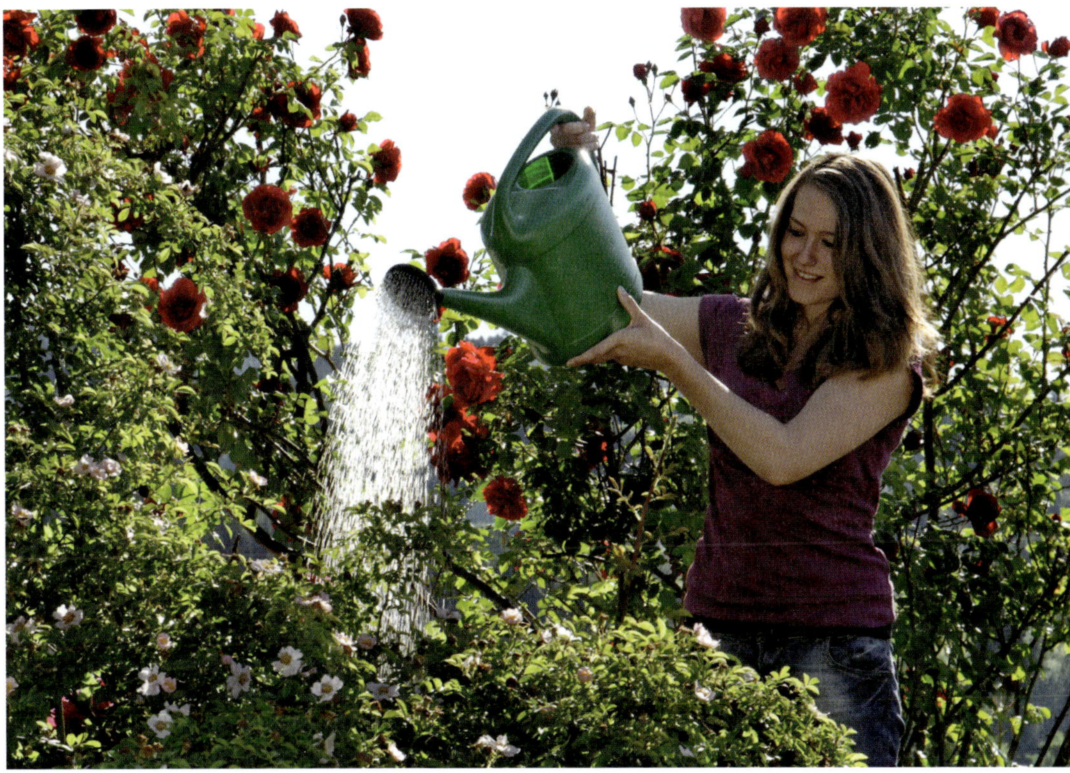

Abb. 3.17: Gesunde Rosen sind eine Augenweide für jeden Garten.

3.2 Bakterielle Erkrankungen

Bakterielle Erkrankungen lassen sich konventionell nur schwer behandeln

Bakteriosen treten an über 70 Pflanzenfamilien mit ca. 400 Krankheiten auf. Wichtige Beispiele für den Gartenbau sind: Fettfleckenkrankheit (Buschbohne), Bakterienwelke (Tomate), Schwarzadrigkeit (Kohl), Rindenbrand (Steinobst), Feuerbrand (Apfel). Adernnekrosen (= abgestorbene Adern) sind mögliche Hinweise auf eine bakterielle Erkrankung.
Bakteriosen lassen sich sehr schlecht behandeln, denn Mittel gegen Bakterien stehen in Deutschland nicht zur Verfügung, außer für das Feuerbrand-Bakterium, welches sehr umstritten ist (→ „Feuerbrand“ Abb. 3.20-3.21).
Sinnvoll sind vorbeugende Maßnahmen (z. B. Quarantäne, Hygiene, Desinfektion von Geräten, Verwendung von gesundem Saat- und Pflanzgut).

Blattflecken-Krankheit

Befallen sind häufig Rosen- und Ritterspornblätter (→ Abb. 3.18), Gemüsepflanzen (→ Abb. 3.19) und auch bei Gräsern tritt diese Erkrankung auf. Die Überwinterung der Bakterien und Pilze erfolgt insbesondere in der befallenen Pflanze selbst und eingeschränkt auch im Boden.
Schadbild: Auf den Blättern treten etwa ab Mai schwarze, unregelmäßige Flecken auf, die häufig durch Blattadern begrenzt sind. Die Fleckenbildung beginnt auf den bodennahen Blättern und dehnt sich auch auf höhere Blattetagen aus. Neben den Blättern können später auch Stiele, Blütenstände oder Samenkapseln betroffen sein.
Ursachen: Bakterien und Pilze, die durch Insekten übertragen oder durch feuchte Witterung gefördert werden. Häufig wird dieser Pilz bereits mit den Samen eingeschleust (z. B. bei Sellerie).
Behandlung und Vorbeugung: Alle befallenen Blätter bitte gründlich entfernen, Blätter verbrennen oder in die Bio-Tonne. Pflanzen nicht zu dicht setzen. Nicht abends gießen. Homöopathische Mittel können auch hier mit Erfolg angewendet werden.

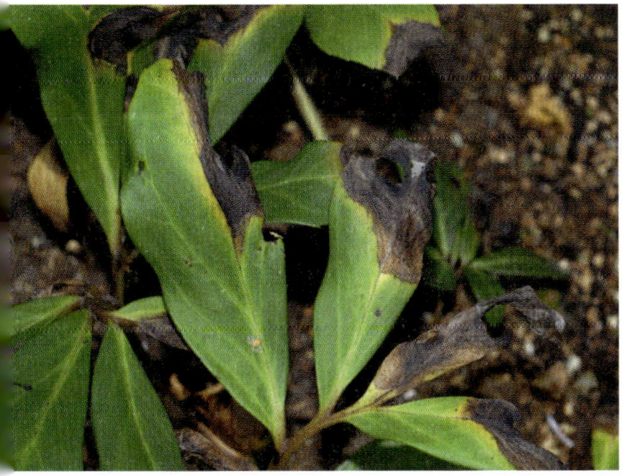

Abb. 3.18: Blattflecken an Pfingstrose. An den Blättern entstehen bräunliche bis schwarze Flecken. Vor allem in regenreichen Jahren treten solche Schäden vermehrt auf.

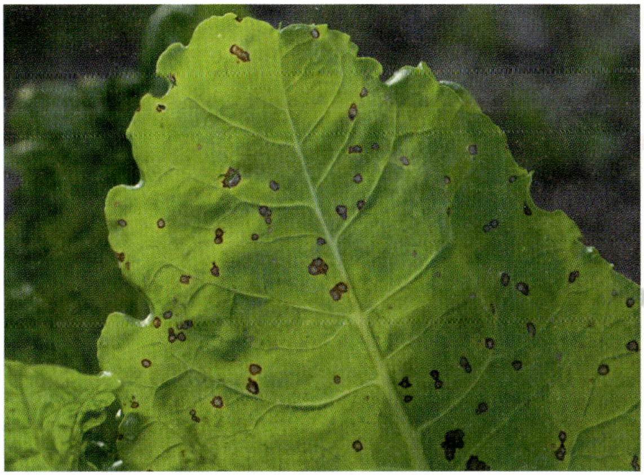

Abb. 3.19: Blattflecken an Mangold. Durch das Bakterium Cercospora beticola hervorgerufene Flecken treten einzeln verstreut oder herdförmig auf dem Blatt verteilt auf. Bei Ausbreitung fließen sie zusammen.

Homöopathische Hauptmittel bei Blattflecken-Krankheit

Carbo vegetabilis C 30 → Ruß- oder kohleartige schwarze Flecken. Wirkt antibakteriell. Stärkend und aufbauend.

Lycopodium C 30 → Schwarze, unregelmäßige Flecken, die einzeln, vertreut oder herdförmig auf den Blättern verteilt sind. Auch Stängel und Blüten können befallen werden. Außerdem können die Blätter gelblich verfärbt sein.

Schädlinge und feuchtes Wetter begünstigen die Krankheit.

Nosode → Nosodenherstellung (→ Kap. 3.1 und Kap. 5).

Rhus toxicodendron C 30 → Bräunlichschwarze, unregelmäßige Pilzflecken, vereinzelt und später auch ineinanderfließend, häufig an Rosen und Rittersporn, aber auch an Gemüsepflanzen. Nach nasskalter Witterung.

Thuja C 30 → Später evtl. C 200, um eine völlige Genesung zu erreichen.

Bräunliche bis schwarze kleine Pilzflecken, rundlich oder später ineinanderfließend. Nach nasskalter Witterung.

Feuerbrand an Obstbäumen

EXKURS

Seit 1981 bedroht die Bakterienkrankheit Feuerbrand (*Erwinia amylovora*) die Kernobstbäume in der gesamten Bundesrepublik Deutschland. Sie ist meldepflichtig (Pflanzenschutzamt). Die Bekämpfung gestaltet sich sehr schwierig, da durch die Spritzung mit Plantomycin (= Streptomycin in der Allopathie) Resistenzen gegenüber Antibiotika festgestellt wurden. Zudem wurde es nach Spritzung im Blütenhonig gefunden. Für die Humanmedizin wirken sich Antibiotika-Resistenzen gravierend aus; so könnte dann z. B. eine „einfache" Lungenentzündung beim Menschen durchaus tödlich ausgehen.

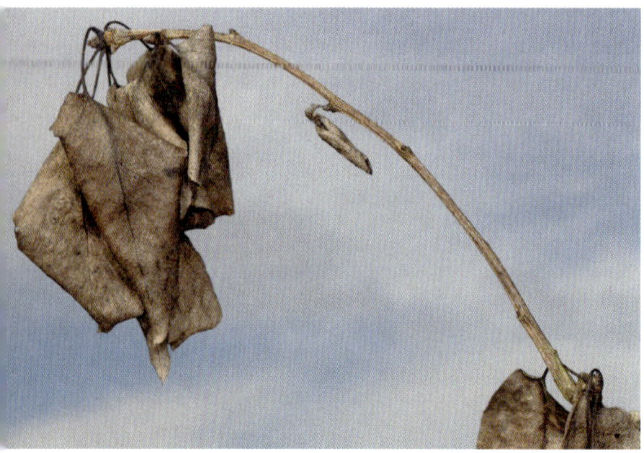

Abb. 3.20: Typisch für den Feuerbrand ist auch das hakenartige Krümmen der erkrankten Triebspitzen. Bei hoher Luftfeuchte treten zudem milchige, zähflüssige Tropfen (Exsudat, Bakterienschleim) aus erkrankten Zweigen aus.

Da es in meiner unmittelbaren Umgebung noch keinen Feuerbrand-Befall gab, habe ich noch keine Erfahrung, ob und wie homöopathische Arzneien bei dieser Erkrankung wirken. Doch ich sehe täglich, dass die Homöopathie auch bei Pflanzen wirkt, und deshalb könnten meines Erachtens die unten aufgeführten Arznei-Präparate eingesetzt werden, um eine Besserung herbeizuführen – ohne die negativen Auswirkungen der Resistenzen. Es ist bekannt, dass Plantomycin an befallenen Obstgehölzen eine Besserung von ca. 80 % brachte. Plantomycin durfte wegen der negativen Wirkungen auf Menschen und Insekten immer nur sehr kurz eingesetzt werden. Wie lange werden diese Verbesserungen anhalten, bis sich Resistenzen gegen Plantomycin gebildet haben? Andere Versuche mit Spritzmitteln aus Pflanzenextrakten brachten eine Besserung um ca. 40 %. Nun wäre es interessant, zu sehen, wie die vorbeugende homöopathische Behandlung wirkt oder wie die Wirkung bei bereits ausgebrochenem Feuerbrand ist. Teilen Sie uns Ihre Erfahrungen bitte mit unter www.homeoplant.de.

Schadbild: Nach der Blüte sterben Triebspitzen (→ Abb. 3.20) und ganze Äste plötzlich ab. Die Triebspitzen krümmen sich wie ein Krückstock nach unten. Die Blätter, Blüten und Früchte werden fast schwarz und sehen wie verbrannt aus, bleiben jedoch meist an den Trieben hängen (→ Abb. 3.21). Befallene Rindenteile werden bräunlich, sinken ein oder reißen auf und es sickert ein orangebrauner, infektiöser Schleim heraus. Das Holz unter der befallenen Rinde verfärbt sich rötlich braun.

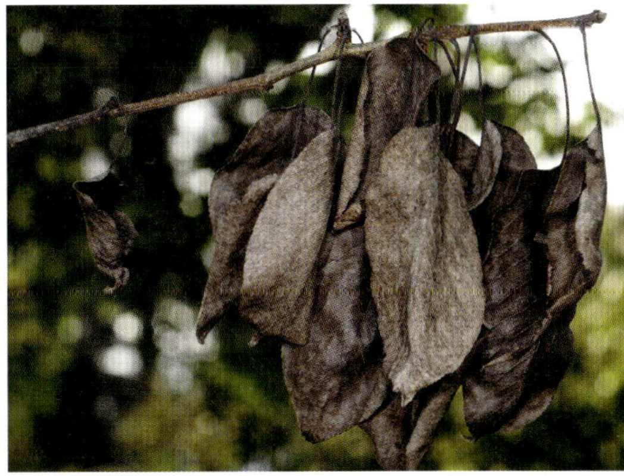

Abb. 3.21: Betroffen vom Feuerbrand sind vor allem Obstbäume (Apfel, Birne) und Ziersträucher.
Die Blätter des Birnbaums zeigen die charakteristische Verfärbung der Blätter, Blüten und Früchte.

Ursache: Ein Bakterium, das am Baum überwintert. Die Infektion vollzieht sich nach Baumschnitt oder Hagelschlag über die Blüten und Wunden. Außerdem sind Insekten und Vögel Überträger des Bakteriums. Bei Gewitter (Regen, Wind) kann die Infektion über 40 km weitergetragen werden. Gefördert wird Feuerbrand durch hohen Stickstoffeintrag.

Behandlung und Vorbeugung: Bei geringem Befall mindestens 50–60 cm über die erkrankte Fläche hinaus ausschneiden. Befallene Pflanzen sofort verbrennen. Das verwendete Werkzeug nach der Reinigung mit Wasser und Seife – zusätzlich gründlich mit Alkohol oder Spiritus desinfizieren. Sinnvoll ist deshalb der vorbeugende Einsatz von homöopathischen Verletzungsmitteln (s. *Arnica, Calendula, Staphisagria*). Geeignete homöopathische Mittel anwenden.

GARTEN-TIPP

In der Nähe von Kernobstanpflanzungen sollten folgende Pflanzen gemieden werden, da sie den Feuerbrand besonders leicht weiterverbreiten: Großblättrige Cotoneaster, Lorbeermispel, Rotdorn und Weißdorn.

Homöopathische Hauptmittel bei Feuerbrand

Anthracinum C 200, evtl. später C 1.000	→ Die Blätter und Rinde werden dunkel oder schwarz, rissig und sehen wie „verbrannt" aus. Die Blätter und Triebe vertrocknen. Auf der Rinde entsteht orangebrauner Schleim. Die Triebspitzen krümmen sich nach unten.
Cantharis C 30	→ Die Blätter sehen verbrannt aus und krümmen sich nach unten.
Causticum C 30	→ Verbrannt aussehende Blätter und Rinde.
Rhus Toxicodendron C 30, evtl. später C 200	→ Dunkle oder schwarze, vertrocknete Blätter, sehen wie verbrannt aus. Nach feuchtkaltem Wetter.

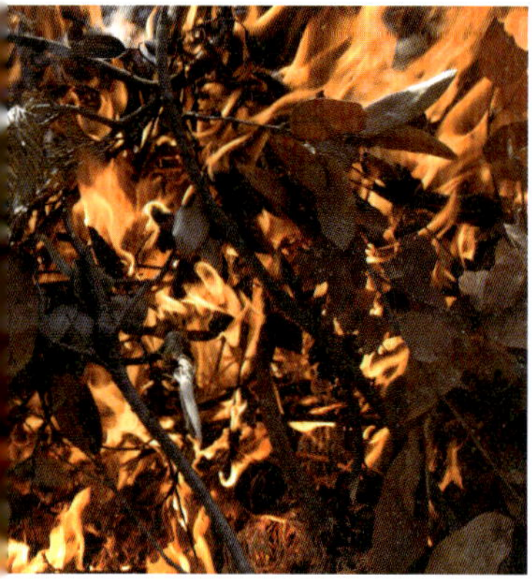

Abb. 3.22: Blätter und Äste der mit Feuerbrand befallenen Pflanzen verbrennen und die Asche auflösen

Anmerkung: Da sich Feuerbrand sehr schnell ausbreitet, sollten die homöopathischen Arzneimittel täglich, bei Besserung nur noch alle 2–3 Tage, bei weiterer Besserung 1-mal wöchentlich (3–4 Wochen lang) eingesetzt werden. Sollte der Feuerbrand nicht gestoppt werden können, muss gerodet werden.

Sie können eine „**Feuerbrand-Nosode**" auch selbst herstellen: Die Blätter und Äste der befallenen Pflanzen sofort verbrennen, 2–3 Teelöffel dieser Asche in 10 l Wasser auflösen, über Blätter und Erdreich gießen oder das Blattwerk besprühen oder spritzen.

3.3 Virale Erkrankungen

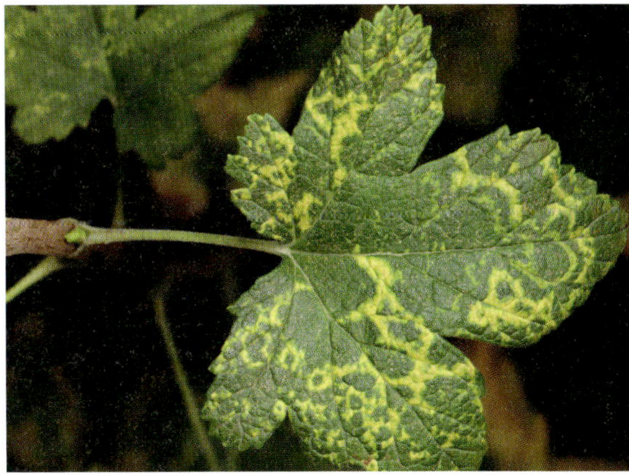

Abb. 3.23: An rot- und weißfrüchtigen Johannisbeeren entwickeln sich durch das Himbeerringfleckenvirus hellgrüne bis gelbe Ringe, die als Schocksymptome zu werten sind.

Seit einigen Jahren breiten sich vermehrt virale Erkrankungen im Pflanzenanbau aus. Vor allem in Obstkulturen können erhebliche Schäden (40 %) entstehen. Viren besitzen keinen eigenen Stoffwechsel, sie können nur durch pflanzliche oder tierische Mittler über Wunden eindringen. Im Pflanzeninnern vermehren sich die Viren von Zelle zu Zelle.

Viren werden vor allem über stechende und saugende Insekten, ferner über unreines Arbeitsgerät, durch Veredelung und Pfropfung und durch Pilze und andere Parasiten übertragen. Im nicht kommerziellen Pflanzenanbau ist es schwierig zu bestimmen, ob es sich um einen durch Viren oder Pilze verursachten Pflanzenschaden handelt. Darüber kann nur eine Laboruntersuchung Aufschluss geben. Am besten lässt sich

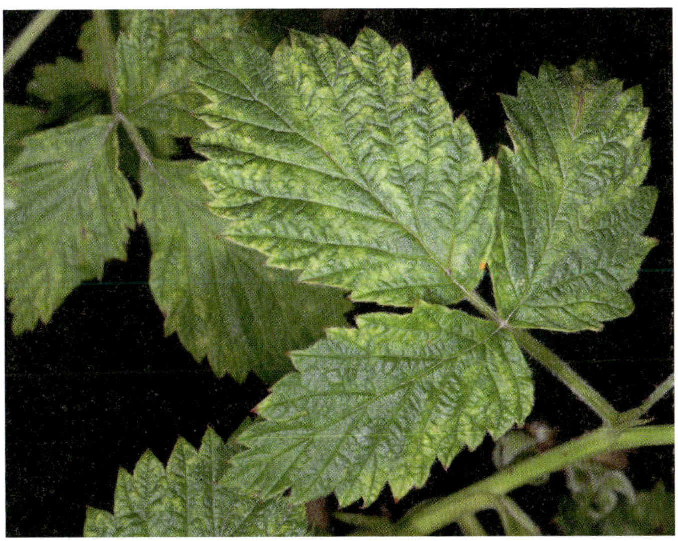

Abb. 3.24: Das Himbeerringfleckenvirus zeigt sich an Himbeeren durch chlorotische Ringflecken, die im Sommer schwächer ausgeprägt sind oder ganz verschwinden. Häufig entwickeln sich vorzeitig Blüten, die keine Früchte bilden.

ein viraler Befall als „Mosaikzeichnung" auf den Blättern erkennen (→ Abb. 3.23, 3.24). Anschließend werden die Blätter gelb, kräuseln und rollen sich ein, die Pflanzen verkrüppeln. Die Früchte sind verformt, bleiben klein und hart und weisen z. T. warzenartige Auswüchse auf.

Homöopathische Hauptmittel bei viralen Erkrankungen

Gelsemium C 200 → Auf den Blättern sind „mosaikähnliche" Zeichnungen erkennbar, deutlich heller als das übrige Blatt. Auch ringförmige hellere Flecken. Die Früchte sind verformt, klein und hart, evtl. mit warzenähnliche Auswüchsen.

Nux vomica C 30 → Helle „Mosaikzeichnung" auf den Blättern oder ringförmige helle Flecken. Nach „Verkühlung" der Pflanze, Folge von warmem zu kaltem Wetter.

Phosphorus C 200 → Deutlich hellere Zeichnungen auf Blättern. Die Blätter werden gelb, kräuseln sich ein und vertrocknen. Die Blattspitzen können zusätzlich verbrannt aussehen.

Thuja C 30 → Könnte ebenfalls bei warzenartigen Wucherungen an Pflanzen gut wirken, wurde jedoch noch nicht versucht.

Abb. 3.25: nächste Seite:

Gesunde Himbeeren. Die Himbeere ist schon seit dem Altertum als Heilpflanze bekannt und wurde im Mittelalter besonders in Klöstern angebaut.

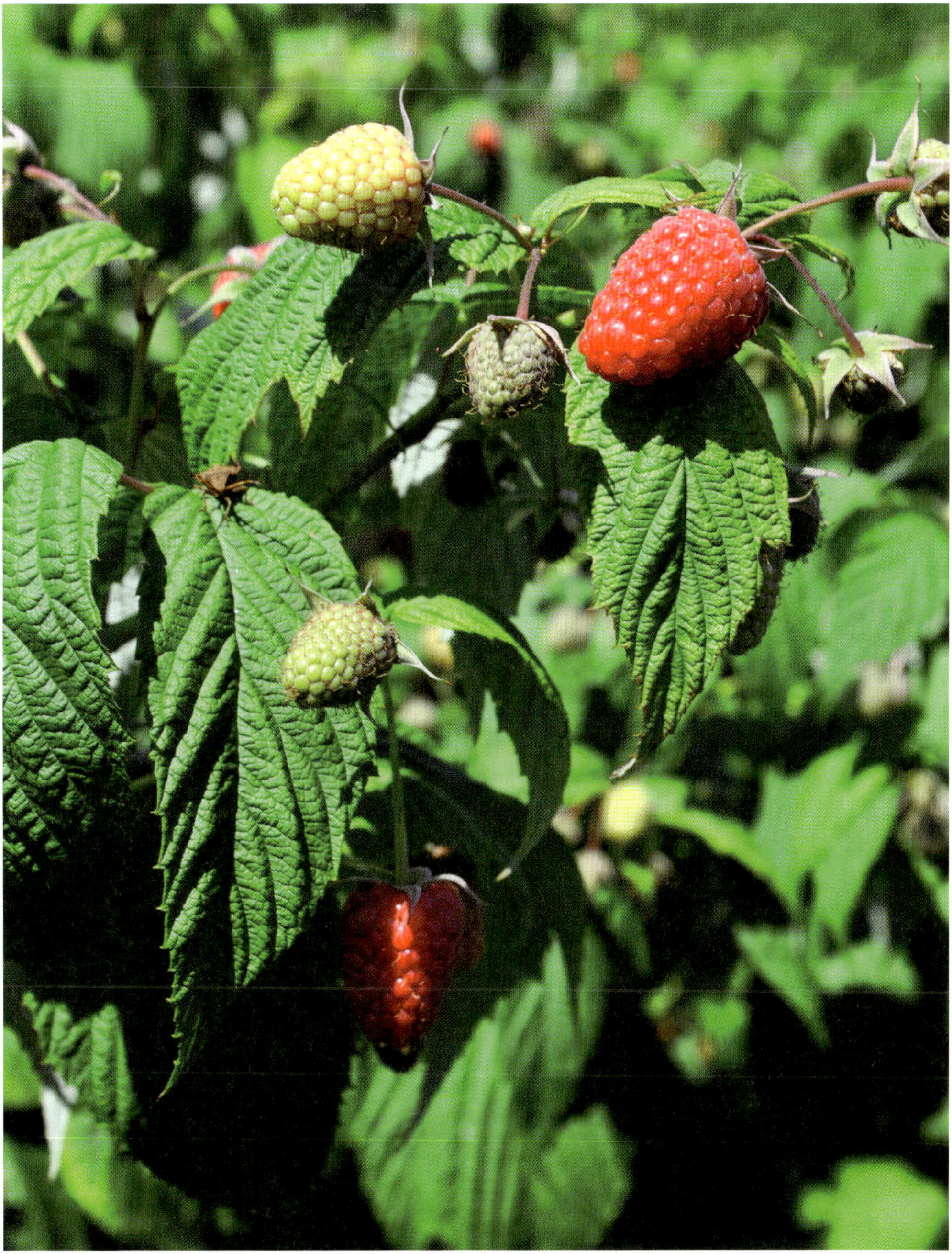

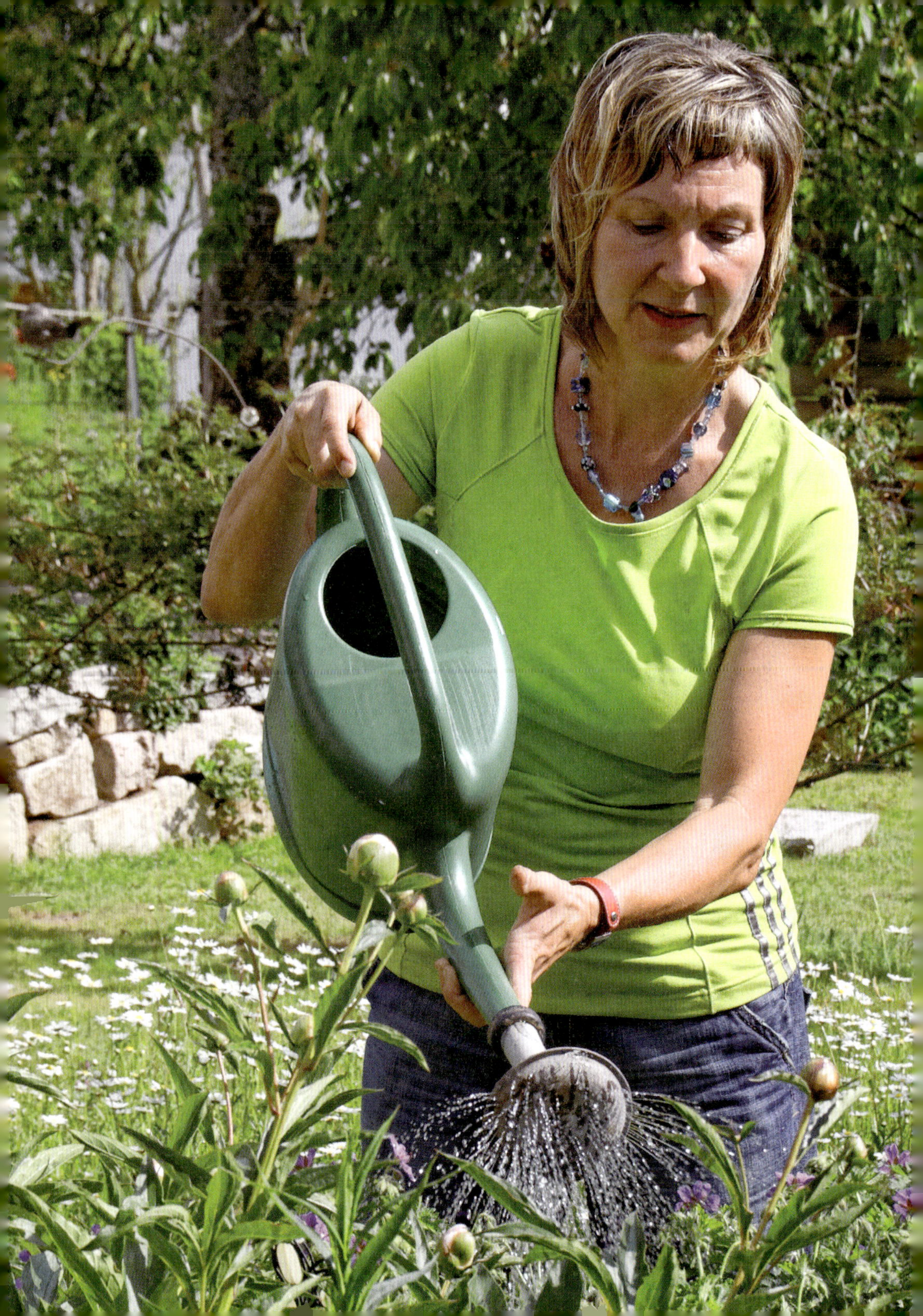

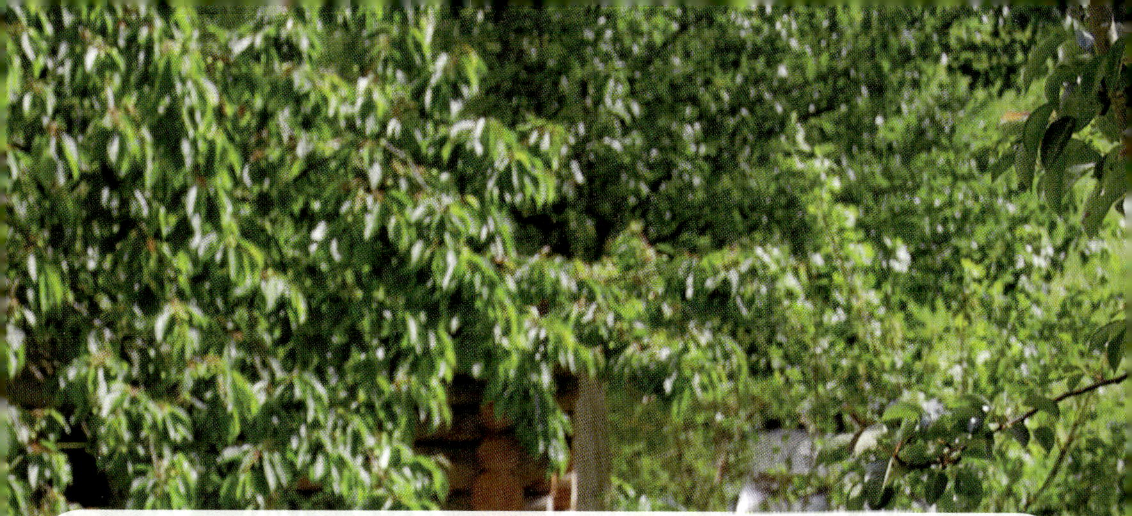

4 Maßnahmen bei speziellen Krankheitszeichen

4.1 Äußerlich sichtbare Krankheitssymptome

Riesenwuchs, überschießendes Wachstum, verstärktes Längenwachstum

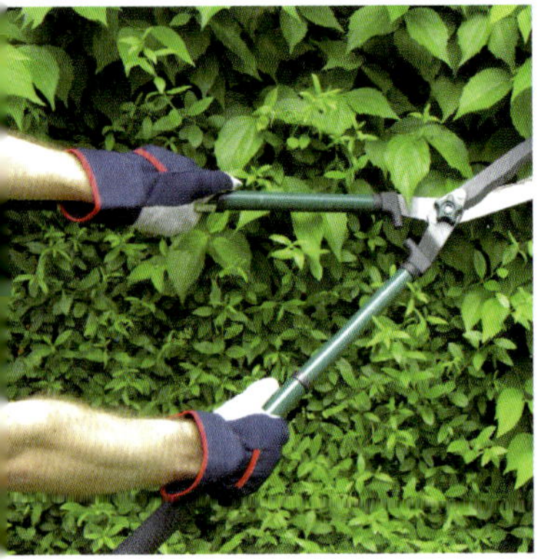

Abb. 4.1: Durch Behandlung von Riesenwuchs fällt weniger Heckenschneiden an

Es kommt hin und wieder vor, dass uns Bäume oder Pflanzen in kleinen Hausgärten regelrecht über den Kopf wachsen. Wie lässt sich das Wachstum eines solchen Ungetüms zähmen? Oder muss es der Säge zum Opfer fallen? Wenn ein böser Nachbar dadurch gestört wird, treibt er vielleicht heimlich einen Kupfernagel in das Gehölz – in der Hoffnung, dass dieses abstirbt. (Ich empfehle es nicht, es ist einer guten Nachbarschaft nicht besonders dienlich.) Es gibt auch bei einigen Getreidesorten (z. B. Gerste) ein krankhaftes, verstärktes Längenwachstum, das vermutlich genetisch bedingt ist.

Schadbild: Überproportionales Wachstum.

Ursachen: Günstiger, nährstoffreicher Standort, aber auch genetische Defekte.

Behandlung und Vorbeugung: Einen Mammutbaum werden wir nicht verkleinern können. Doch eine homöopathisch behandelte „riesenwüchsige“ Hecke verhilft zu weniger Schneidearbeit. Auch der Versuch an einer Pflanze lohnt, die laut Fachmann nicht größer als einen Meter werden sollte und die dennoch wächst und wächst, und es nicht den Anschein hat, als würde sie das Wachsen einstellen.

Homöopathisches Hauptmittel bei Riesenwuchs

Cuprum metallicum C 30 → Überproportionales Wachstum.

Schwäche

Die Pflanze „kümmert" und wächst nicht, das Wurzelwachstum ist deutlich vermindert. Die Pflanze ist Ihr „Sorgenkind". Sie ist vielleicht sogar kurz davor, einzugehen.

Schadbild: Klein und minderwüchsig, welke Blätter, verdorrende Blätter.

Ursachen: Schlechter Standort, nährstoffarmer Boden, Mobilfunk, Schädlinge, Witterung und Verletzungen.

Behandlung und Vorbeugung: Umsetzen an einen nährstoffreicheren Standort, evtl. abgestorbene Wurzeln einkürzen, Pflanzenjauche einbringen. Hacken nicht vergessen. Da die meisten homöopathischen Arzneimittel Schwäche- und Aufbaumittel sind, sind unter den Aufbau- und Schwächemitteln sehr viele Arzneimittel aufgeführt. (→ Kap. 5 „Arzneimittelbeschreibungen"). Das sollte Sie nicht verunsichern; wenn Sie zusätzlich zur Modalitätentabelle (→ Anh. Kap. I, S.130-131) die Arzneimittelbeschreibungen studieren, finden Sie Ihr passendes homöopathisches Präparat.

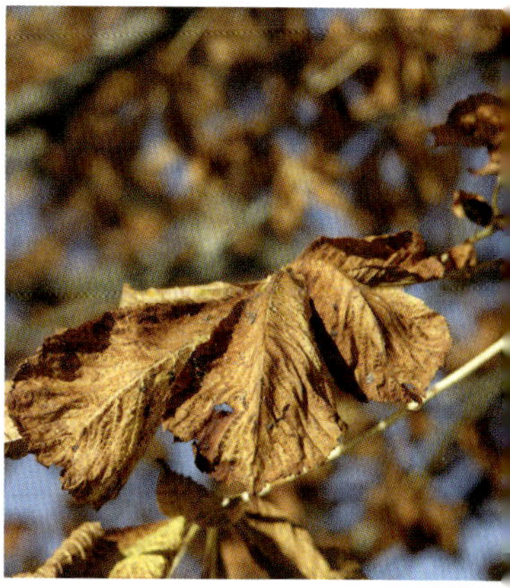

Abb. 4.2: Schwacher Baum mit welken Blättern

Homöopathische Hauptmittel bei Schwäche

Arsenicum album C 200	→ Die Pflanze bleibt klein und vertrocknet schnell. Nach Hitze- und Trockenperioden.
Calcium carbonicum D 6	→ Zwergwuchs, schlaffe Pflanzen, schwache Stängel, die leicht knicken. Guter Dünger bei kalkarmen Böden.
Calendula C 30	→ Geschwächte Pflanzen durch abgerissene Wurzeln nach dem Umsetzen oder infolge von Verletzungen.
Carbo vegetabilis C 30	→ Schwache Pflanzen, vertrocknen schnell, werden schnell dunkel.
Carcinosinum C 30	→ Schwäche durch Pflanzenkrebs und „krebsartige" Wucherungen, die bräunlichschwarz aussehen.

China C 200	→ Die Pflanze ist sehr schwach durch Säfteverlust infolge Verletzungen oder saugender Schädlinge.
Kalium phosphoricum C 30	→ Die Pflanze ist nach dem Kauf üppig und beginnt zu kränkeln.
Lycopodium C 30	→ Vorzeitige Gelbfärbung des Laubes im Sommer. Pflanzen mit geringer Wurzelbildung.
Petroleum C 30	→ Schwäche und Schädlingsbefall nach schlechter Überwinterung, trockener Luft oder nach Rissen durch Erfrierung. Gut für hartlaubige Pflanzen.
Phosphorus C 200	→ Schwache Pflanzen mit verbrannt aussehenden Blattspitzen bei Phosphormangel des Bodens.
Psorium C 200	→ Zwergwüchsige, nicht gedeihende Pflanzen.
Silicea C 200	→ Zur Kräftigung des Zellgewebes aller Pflanzen.
Zincum metallicum C 30	→ Schwache, kraftlose Pflanzen, Kümmerwuchs, kleine Blätter.

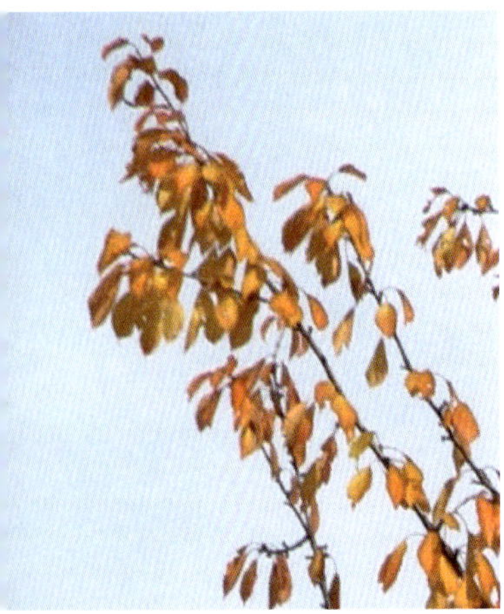

Abb. 4.3 Gelbfärbung der Blätter

Verfärbung der Blätter

Eine vorzeitige Gelbfärbung der Blätter im Sommer kann durch verschiedene Pflanzenkrankheiten hervorgerufen werden, aber auch andere Ursachen kommen infrage. (Abb. 4.3 und 4.4)

Schadbild: Die Blätter weisen Herbstlaubfärbung auf und welken, das Laub fällt zu früh ab.

Ursachen: Die Ursachen können vielfältig sein. Gelbfärbung tritt bei diversen Pflanzenkrankheiten sowie bei ungünstigem Standort mit schlecht belüftetem Boden, bei Nährstoffmangel, witterungsbedingten Schäden (Hitze, Kälte, Regen) und auch durch Mobilfunkstrahlung auf.

Behandlung und Vorbeugung: Versuchen Sie, die Ursachen zu bestimmen. Vielleicht hat Ihre Pflanze eine spezifische Pflanzenkrankheit, vielleicht benötigt sie mehr Schatten. Bei schlechtem Standort sollten Sie die Pflanze versetzen oder den Boden durch Hacken belüften.

Bei Nährstoffmangel sind Düngegaben mit homöopathischen Präparaten sowie Pflanzenjauche (z.B. Brennnessel- oder Schachtelhalmsud) sehr empfehlenswert. Es gibt vielfältige homöopathische Mittel zur Auswahl.

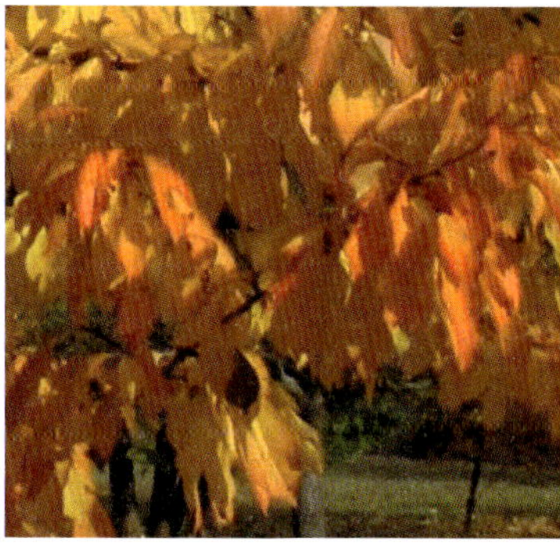

Abb. 4.4: Gelblich-bräunliche Färbung der Blätter

Homöopathische Hauptmittel bei Verfärbung der Blätter

Aconitum C 200	→ Graue Verfärbung der Blätter durch kalte Winde, Sturm. Intensive Sonne nach kalten Nächten.
Arnica C 200	→ Nach Verletzungen.
Arsenicum album C 200	→ Nach Hitze- und Trockenperioden.
Belladonna C 200	→ Rötliche bis bräunlichrote Verfärbung der Blätter nach Kälte, Hitze und Sonnenbrand.
Calcium carbonicum D 6	→ Blasse Verfärbung bei Kalkmangel des Bodens.
Calendula C 30	→ Nach Verletzungen beim Umpflanzen; nach Abschürfungen und Rissverletzungen.
Carbo vegetabilis C 30	→ Schwarzbraune Verfärbung durch Säfteverlust der Pflanzen.
China C 200	→ Nach Pflanzensaftverlust durch Schädlinge oder Baum- und Strauchschnitt.
Cuprum metallicum C 30	→ Schimmlig grauweißliche Blattverfärbung auf der Oberseite, schimmlig, grau bis violette Verfärbung auf der Blattunterseite.

Ignatia C 30	→	Nach Vernachlässigung der Pflanze.
Kalium iodatum C 30	→	Gelbfärbung der Blätter. Bei Kaliummangel des Bodens oder Folge von Mobilfunkstrahlung.
Kalium phosphoricum C 30	→	Gelbliche Verfärbung der Blätter durch Abgase. Bei Kaliummangel des Bodens.
Lycopodium C 30	→	Vorzeitige Herbstfärbung der Blätter im Sommer, u. a. d. Mobilfunkstrahlung.
Magnesium phosphoricum D 6	→	Verfärbung nach Kälte, Nässe und Zugluft. Bei Magnesiummangel das Bodens.
Natrium carbonicum C 30	→	Restschäden nach Sonnenbrand, bräunlichrote Blätter.
Natrium chloratum C 30	→	Gelbbräunliche Blattverfärbung durch Hitze und Sonne. Bei Überdüngung/Versalzung des Bodens. Nach Vernachlässigung.
Phosphorus C 200	→	Bräunlich verbrannt aussehende Blattspitzen, evtl. durch Sonnenbrand. Bei Phosphormangel des Bodens.
Psorinum C 200	→	Verkrüppelte Blätter. Kleine, zwergwüchsige, nicht gedeihende Pflanzen.
Silicea C 200	→	Kleinwüchsige, schwache, verkümmerte, nicht gedeihende Pflanzen.
Solidago C 30	→	Schwarzfärbung der Blätter durch Pilzkrankheiten.
X-Ray C 30	→	Vorzeitige Herbstfärbung, z. T. verbrannt aussehende Blätter. Schäden durch Mobilfunkstrahlung.
Zincum metallicum C 30	→	Kleine, verkümmerte Blätter.

Verkrüppelung

Verkrüppelungen können Zeichen von verschiedenen Pflanzenkrankheiten sein. Die Pflanze bleibt klein, zeigt „verkrüppelte" Zweige, Stängel, Blätter oder auch Früchte. (Abb. 4.5)

Schadbild: Die Pflanzen zeigen deutlich unvollständiges oder fehlerhaftes Blatt- und Stängelwachstum. Die Hauptader sieht z. T. eigenartig „geschlängelt" aus.

Ursachen: Schlechter Standort, Nährstoffmangel, Pilz- oder Viruserkrankungen, Schädlinge sowie Witterung oder Mobilfunkstrahlung können die Auslöser sein.

Behandlung und Vorbeugung: Achten Sie bereits beim Kauf auf gute, gesunde Ware, besonders auf gesundes Wurzelwerk. Bei Freilandpflanzen müssen Sie u. U. den Boden austauschen oder die Pflanze versetzen. Bei Nährstoffmangel ist Düngen mit homöopathischen Präparaten oder Pflanzenjauche (Brennnessel oder Schachtelhalmabsud) empfehlenswert.

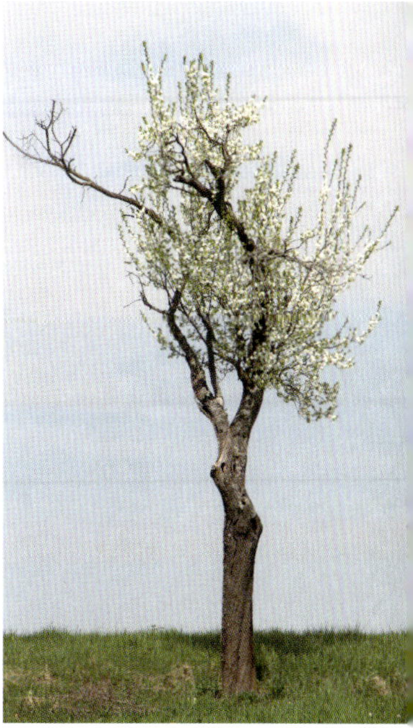

Abb. 4.5: Verkrüppelung

Homöopathische Hauptmittel bei Verkrüppelung

Arnica C 200	→ Nach Verletzungen; „durchblutet" die Pflanzenbahnen bis in die Spitzen.
Arsenicum album C 200	→ Nach Wärme- und Trockenperioden. Vergiftungen durch chem. Pflanzenschutzmittel.
Calcium carbonicum D 6	→ Zwergwuchs, zu schwache Stängel. Durch Kalziummangel des Bodens.
Lycopodium C 30	→ Durch zu schwache Wurzelbildung.
Psorinum C 200	→ Durch Schädlingsbefall, durch Kälte und Frost.

Silicea C 200	→ Durch diverse Vergiftungen, Kälte, Frost, Nässe.
X-Ray C 30	→ Durch Mobilfunkstrahlung.

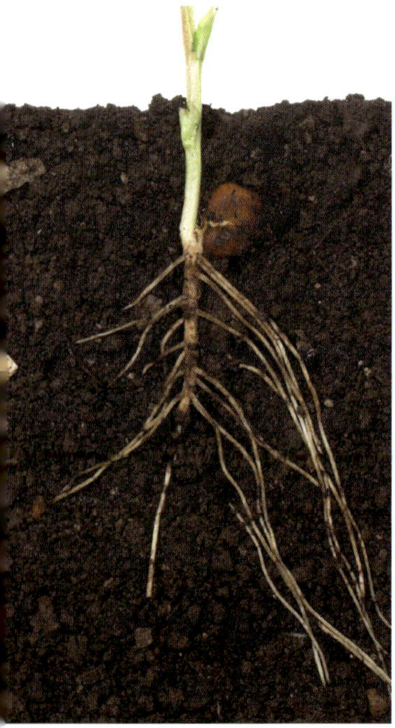

Abb. 4.6: Auch das Wurzelwachstum kann angeregt werden

Wurzelwachstum, schwaches

(→ auch unter Tomatenwachstum, Kap. 4.4)
Wenn Pflanzen einen schwachen Wurzelbereich zeigen, ist kein gesundes Pflanzenwachstum zu erwarten. Es ist jedoch möglich, das Wurzelwachstum anzuregen.

Schadbild: Die Pflanze bleibt klein, sie wächst nach dem Einpflanzen nicht weiter. Die Wurzeln sind kaum oder schlecht ausgebildet; sie sehen trocken aus und sind bereits beim Kauf bräunlich. Beim Kauf der Pflanze sollte der Wurzelballen gleichmäßig durchwurzelt sein und zudem weiße Wurzeln aufweisen.

Ursache: Schlechte Pflege, mangelhafter Standort, Verdichtung des Bodens, Pilz-, Virenerkrankungen oder Krankheiten durch Schädlingsbefall und auch Witterungsfolgen.

Behandlung und Vorbeugung: Bereits beim Kauf auf kräftige, gesunde Durchwurzelung achten. Schlecht bewurzelte Pflanzen mit glattem Schnitt anschneiden (regt das Wurzelwachstum an), evtl. Erde austauschen oder einen Standortwechsel vornehmen. Geeignete homöopathische Mittel anwenden.

Homöopathische Hauptmittel bei schwachem Wurzelwachstum

Arnica C 200	→ Nach Wurzelverletzung.
Arsenicum album C 200	→ Nach Wärme- und Trockenperioden.
Calcium carbonicum D 6	→ Bei Kalzium-Mangel des Bodens.

Calendula C 30	→	Nach Wurzelverletzung durch Umsetzen, Abreißen der Wurzeln.
Kalium iodatum C 30	→	Durch Mobilfunkstrahlung. Nach Regenperioden. Kräftigung für den Wurzelbereich.
Lycopodium C 30	→	Schlecht gedeihende, kleine Pflanze, kaum bewurzelt.
Psorinum C 200	→	Nach Frost-und Kälteperioden oder Insektenbefall.
Silicea C 200	→	Durch Staunässe im Wurzelbereich, nasskaltes Wetter, diverse Vergiftungen und Vernachlässigung. Kräftigend für den Wurzelbereich.

Zwergwuchs

Zwergwuchs oder Minderwuchs kommt auch in der Pflanzenwelt vor. Auf Wanderungen in den Bergen können wir einen natürlichen, „standortbedingten Minderwuchs" entdecken. Häufig finden wir in kleinen Felsspalten „Mini-Alpenpflanzen". Dieselben Arten sehen wir auch deutlich größer in nährstoffreicherer Erde.

Am Meer wird Minderwuchs gefördert durch salzhaltige Böden und salzige Luft. Aber auch in unseren Gärten gibt es Pflanzen, die extrem klein bleiben.

Schadbild: Extrem kleine Pflanzen, die z. T. keine Samen entwickeln.

Ursache: Gendefekte, aber auch Folge von Mangelzuständen und einem falschen, meist zu trockenen oder nährstoffarmen Standort.

Behandlung und Vorbeugung: Fast alle Pflanzen benötigen nährstoffreichen, lockeren Boden. Sinnvoll sind bodenverbessernde Maßnahmen sowie Düngen

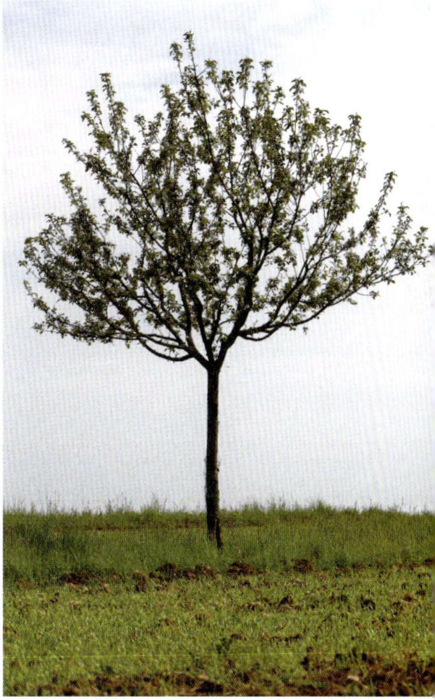

Abb. 4.7: Kleinwüchsiger Apfelbaum

mit homöopathischen Arzneimitteln und Pflanzenjauchen – wie Brennnesseljauche oder Schachtelhalmsud – oder das Versetzen der Pflanze. Geeignete homöopathische Mittel anwenden.

Homöopathische Hauptmittel bei Zwergwuchs

Arnica C 200	→ Nach Verletzungen; „durchblutet" die Pflanzenbahnen bis in die Spitzen.
Arsenicum album C 200	→ Nach Wärme- und Trockenperioden.
Calcium carbonicum D 6	→ Bei Kalzium-Mangel des Bodens.
Lycopodium C 30	→ Durch zu schwaches Wurzelwachstum.
Psorinum C 200	→ Durch Frost- und Kälteperioden.
Silicea C 200	→ Durch Staunässe im Wurzelbereich, diverse Vergiftungen.

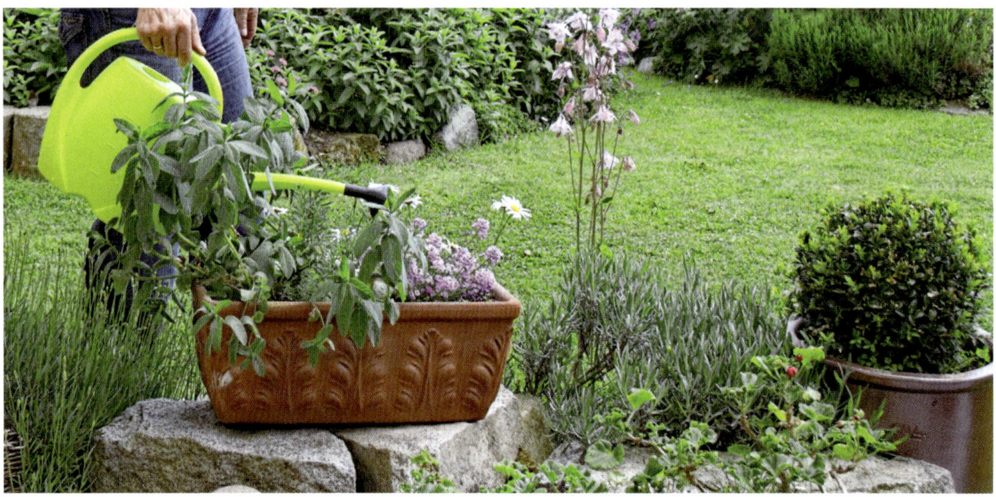

Abb. 4.8: Gießen mit der passenden Wasser-Arznei-Mischung fördert das Pflanzenwachstum.

4.2 Schäden durch witterungsbedingte Einflüsse

Pflanzen werden nicht nur durch Krankheitserreger und Schädlinge geschädigt, sondern auch durch Umwelteinflüsse, denen die Pflanzen ausgesetzt sind, wie Klima und Witterung, Bodenbedingungen, Agrartechniken und Immissionen (→ Tab. 4.1).

Tab. 4.1: Abiotische (unbelebte) Schadursachen an Pflanzen (nach Landwirtschaftskammer Saarland)

Klima- und Witterungsbedingungen		
Temperatur	Kälte	Gelbsucht durch Wärmemangel im Boden, die Wurzeltätigkeit ist gehemmt, keine Wasser- und Nährstoffaufnahme
	Hitze	Sonnenbrandflecken
	Frost	Platzen der Rinde (sog. Frostplatten) Schwarzfärben
Licht	Mangel	Vergeilen und Vergilben der Triebe Pflanzen sind sehr anfällig Blattfall Kümmerwuchs
	Überschuss	Fleckenbildung Bei Kakteen Rotfärbung
Niederschläge	Regen	Förderung von Pilzkrankheiten
	Schnee	Schneebruch
	Hagel	Mechanische Verletzungen = Eintrittspforten für Bakterien, Viren, Pilze
Wind	Windbruch	Mechanische Verletzungen
	Austrocknen des Bodens	Welken der Pflanzen

Tab. 4.1: Abiotische (unbelebte) Schadursachen an Pflanzen – *Fortsetzung* (nach Landwirtschaftskammer Saarland)		
Bodenbeschaffenheit		
Feuchtigkeit	Mangel	Welken, Blüten- und Blattabwurf, Notreifen
	Überschuss	Wurzelfäulnis verursacht Vergilben, Blattabwurf Welken
	Unregelmäßige Wassergaben	Früchte können platzen
Physiologische Struktur	Verdichtungen Verfestigungen des Bodens	Wachstumsdepressionen
	Nährstoffmangel	Chlorosen
	Nährstoffüberschuss	N-Überschuss mit Bildung von zu viel Blattmasse, Blätter werden weich und schwammig Pflanzen sind anfällig gegen Schädlinge, wie z. B. Blattläuse
Immissionen (Eintrag auf die Pflanze durch Einwirkung von Emissionen wie z.B. Rauch oder Abgase auf die Umwelt)		
Saurer Regen		Saurer Regen ätzt; er greift die Pflanzen durch den Boden als auch die Pflanze selbst an Blätter sehen verbrannt aus
Salzhaltige Luft, in Meeresnähe		Das Kapillarsystem der Pflanzen wird empfindlich gestört durch das Salz aus der Luft oder im Boden. Durch das Verstopfen und Verengen der feinen Kapillaren „verhungern" die Pflanzen regelrecht, da Nährstoffe nicht mehr aufgenommen werden können
Schwefelwasserstoff durch Auto-Abgase, Ölheizungen		Symptome → „saurer Regen"
Mobilfunk		Verkrüppelungen, Absterben der Pflanzen (vor allem Bäume) Bienen „verfliegen" sich, sind orientierungslos Verkrüppelungen von Fröschen oder Absterben des Froschlaichs, da Funkwellen durch Leitfähigkeit des Wassers stärker übertragen werden (weitere Infos: www.puls-schlag.org).

Frost, Frostschäden, Erfrierungen

Schäden durch Frost und Schnee an Blumen, Sträuchern und Bäumen werden vielfach erst im Frühjahr sichtbar. Matschiges Gewebe oder braune Blätter deuten auf Frostschäden hin. Durch den Frost wird das Wasser in der Erde gebunden; es kann nun von den Wurzeln nicht mehr aufgenommen werden. Frostschäden gehen sehr oft auf Vertrocknung zurück, besonders dann, wenn die Pflanzen Wind ausgesetzt sind. Das Laub verdunstet Wasser, das die Wurzeln nicht nachliefern können. Bei Bäumen, insbesondere Obstbäumen, kann der Frost zu Rissen in der Rinde, den sogenannten Spannungsschäden führen. Diese entstehen durch Sonneneinwirkung. Die Sonne erwärmt eine Seite des Stammes, die Schattenseite bleibt gefroren. Durch den Temperaturunterschied reißt die Rinde auf.
Schadbild: Die Rinde kann aufplatzen, Blätter verfärben sich bräunlichrot, Blätter und z. T. auch Äste vertrocknen, fallen ab (→ Abb. 4.9, 4.10).

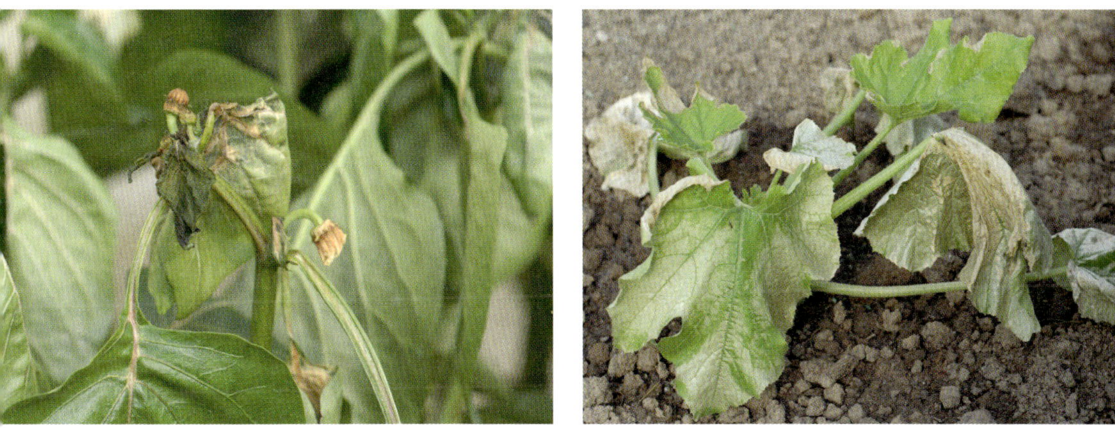

Abb. 4.9a und -b: Frostschäden an Paprika (a) und Zucchini (b). Unter den Nutzpflanzen sind insbesondere Tomate, Gurken, Paprika, Zucchini und Bohnen frostempfindlich und sollten erst nach den Eisheiligen ins Freie gegeben werden.

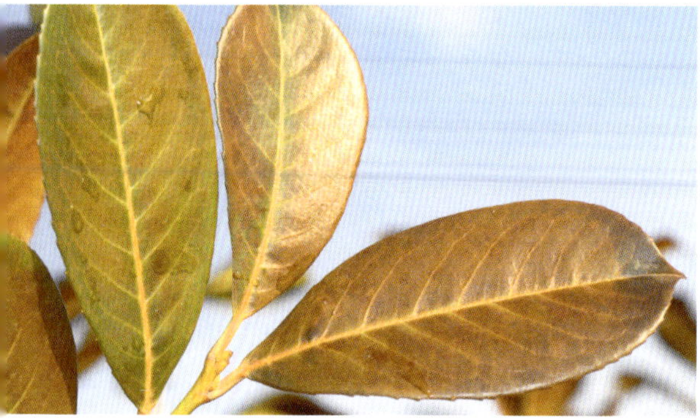

Abb. 4.10: Frostschäden an Kirschlorbeer. Immergrüne Sträucher leiden unter kalten Wintern. An sonnigen Standorten sind Blätter und junge Triebe der sogenannten Frosttrocknis ausgesetzt: Durch Erwärmung der Blätter verdunstet das Wasser im Blatt, der Flüssigkeitsverlust kann aufgrund der gefrorenen Leitungsbahnen in den Ästen und Zweigen nicht ausgeglichen werden. Das führt dazu, dass das Blattgewebe eintrocknet und abstirbt.

Ursache: Starker Frost, Frosteinbruch nach Austrieb.
Behandlung und Vorbeugung: Bei bevorstehendem Frost Pflanzen mit Erde anhäufeln, mit Noppenvlies oder Kokosmatten einpacken, empfindliche kleinere Pflanzen mit übergestülpten Blumentöpfen schützen. An Bäumen im Herbst vorsorglich die Stämme kalken. Geeignete homöopathische Mittel anwenden.

Homöopathische Hauptmittel bei Frostschäden

Aconitum C 200	→ Blätter verfärben sich grau bis silbrig, Stängel werden dürr.
Belladonna C 200	→ Blätter werden rötlich bis rötlichbraun, Stängel werden dürr.
Carbo vegetabilis C 30	→ Blätter verfärben sich schwärzlichbraun.
Petroleum C 30	→ Nach Rissverletzungen der Rinde.
Psorinum C 200	→ Nach Frostschäden allgemein, zum Aufbau der Pflanze.
Zincum metallicum C 30	→ Nach Frostschäden allgemein, zum Aufbau der Pflanze.

Hagelschaden

Hagelschäden sind seit einigen Jahren alltäglich und richten große Schäden an. Im Bodenseegebiet werden inzwischen Obstanlagen mit Hagelnetzen geschützt – eine sehr teure und aufwändige Maßnahme. Außerdem wird versucht, mit sogenannten Hagelkanonen, welche einen Überdruck erzeugen, den Hagel in der Wolke zu zerstören. Das gelingt meistens, allerdings vertreibt diese Druckwelle auch häufig den notwendigen Regen.

Schadbild: Die „Schlagstellen" sind als Wunden auf Stängeln sichtbar, die Zweige werden z. T. abgerissen oder geknickt und entlaubt. Oft ist die gesamte Pflanze zerstört.

Behandlung und Vorbeugung: Wenn möglich, mit sauberem Werkzeug unterhalb der Hagelstellen kürzen, bei großen Schnittstellen Wundwachs aufbringen. Geeignete homöopathische Mittel anwenden.

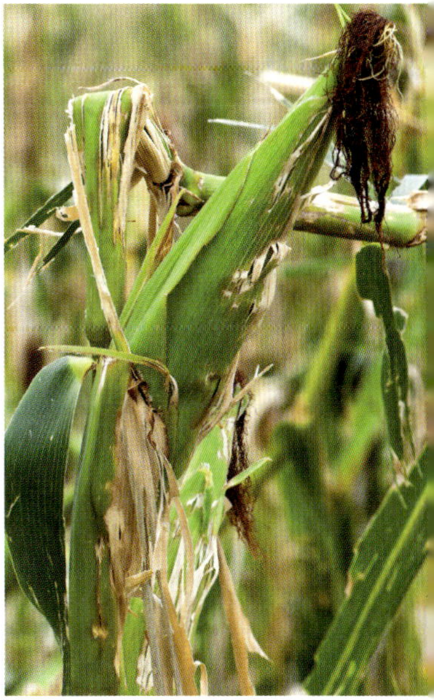

Abb. 4.11: Hagelschaden beim Mais

Homöopathische Hauptmittel bei Hagelschäden

Aconitum C 200	→ Nach Eisregen, nach Kälte mit Hagel, erfrorene Stellen nach Hagel.
Arnica C 200	→ Schlagverletzungen.
Calendula C 30	→ Verletzungen, Abschürfungen, Rissverletzungen.
Nux vomica C 30	→ Folge von Stress.

Kälte, Kälteschäden

Schadbild: Infolge von Kälte entstehen meist auf den unteren Blättern zwischen den Blattadern Aufhellungen, das Zellgewebe der Pflanze kann absterben. Bei starker Schädigung verbräunen und vertrocknen die Blätter (→ Abb. 4.12).

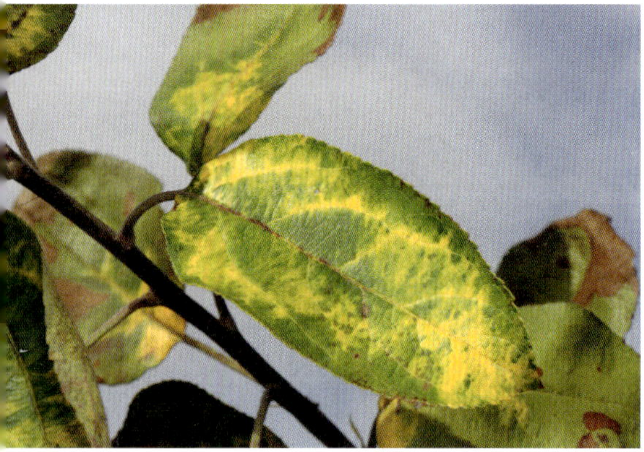

Abb. 4.12: Kälteschäden am Apfelbaum.

Ursache: Plötzlicher Kälteeinbruch, lang andauernde Kälte, Spätfröste.

Behandlung und Vorbeugung: Bei bevorstehendem Kälteeinbruch ist es sinnvoll, die Jungpflanzen vorübergehend mit großen Blumentöpfen abzudecken oder mit Folie (Folientunnel) zu schützen.

Homöopathische Hauptmittel bei Kälteschäden

Aconitum C 200	→ Helle, grausilbrige Blätter, Äste verdorren. Durch plötzliche eisige Winde oder Stürme, nach langanhaltenden Kälte- und Frostperioden.
Belladonna C 200	→ Braun-rötliche Blattfärbung durch plötzlichen Frosteinbruch.
Dulcamara C 30	→ Kalte Durchnässung im Wurzelbereich, kalte Staunässe.
Nux vomica C 30	→ Kälte im Wurzelbereich; gut in Berglagen einsetzbar.
Petroleum C 30	→ Rissverletzungen der Rinde.
Psorinum C 200	→ Minderwuchs der Pflanze nach anhaltendem Frost und Kälte.
Pulsatilla C 30	→ Kaltes Regenwasser im Wurzelbereich, kalte Staunässe.

Silicea C 200	→ Minderwuchs der Pflanze durch kalte Staunässe im Wurzelbereich.
Thuja C 30	→ Pilz- oder Virenbefall nach Kälteeinbruch.

Mobilfunk

Von Mobilfunkstrahlung sind hauptsächlich Bäume, Tiere und natürlich wir Menschen betroffen. Durch die verdichtete Bauweise wird die Strahlung z. T. abgelenkt und gebündelt. Die Schäden an Bäumen durch Mobilfunk sind gravierend und deutlich sichtbar, besonders wenn man wachen Auges die Landschaft betrachtet. Pflanzenkrankheiten breiten sich durch die schädigende Strahlung schnell aus und Schädlinge (z. B. Miniermotte an Kastanien) haben leichtes Spiel. Weitere Informationen finden Sie unter: www.puls-schlag.org.de.

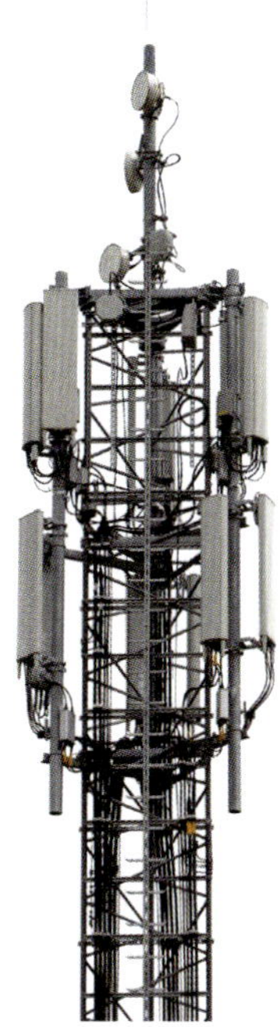
Abb. 4.13: Mobilfunkmast

Schadbild: Bäume zeigen braune, verbrannte Flecken. Die Herbstfärbung und der Laubabwurf finden viel zu früh statt, nämlich bereits im Juli-August.

Ursache: Mobilfunkstrahlung.

Behandlung und Vorbeugung: Im Freiland ist keine Vorbeugung nötig, z. T. gibt es Abschirmversuche mit meterhohen speziellen Metallzäunen. Für uns Menschen: Möglichst wenig das Handy oder mobile Telefone benutzen. Schnurtelefone im Haus sind zwar „altmodisch“, aber strahlungsfrei. Geeignete homöopathische Mittel anwenden.

Homöopathische Hauptmittel bei Mobilfunk-Einflüssen

Kalium iodatum C 30	→ Folge von Mobilfunkstrahlung.
Lycopodium C 30	→ Folge von Mobilfunkstrahlung.
X-Ray C 30	→ Folge von Mobilfunkstrahlung.

Nässestau

Lang andauernde Nässe auf den Blättern begünstigt die Entwicklung von Pilzkrankheiten. Außerdem führt Staunässe im Wurzelbereich zur Wurzelschädigung durch Fäulnis von Wurzeln und Knollen.

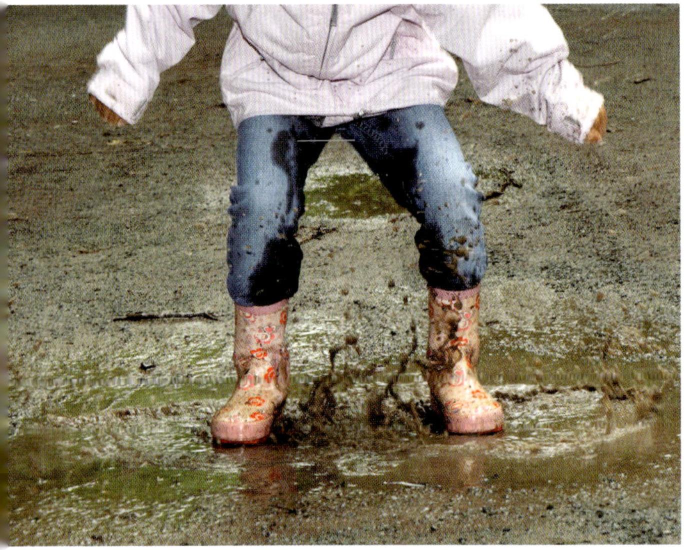

Abb. 4.14: Nässestau kann auch Freude bereiten.

Schadbild: Stängel und Wurzeln sind rot bis rotbraun verfärbt und sehen faulig aus. Knollen werden braunschwarz und schwammig-matschig. Die Pflanzen verfärben sich gelb und welken. Sie riechen faulig oder modrig.

Ursachen: Lange anhaltender Regen, zu intensive Bewässerung, abendliches Gießen, Lehmböden.

Behandlung und Vorbeugung: Den Boden durch Hacken gut durchlüften, evtl. eine Drainage oder einen Standortwechsel vornehmen. Bei stark lehmhaltigen Böden kann Sand eingebracht werden. Bei Standortwechsel sollte ein Untergrund mit gröberer Bodenstruktur gewählt werden, so dass der Boden beim Bewässern oder bei Regen nicht zu stark verschlämmt.

Gießverhalten überprüfen. Nicht abends gießen, da die Blätter über Nacht nicht abtrocknen können. Geeignete homöopathische Mittel anwenden (→ Abb. 4.16).

GARTEN-TIPP

Orchideen blühen reichlich, wenn man sie ein Mal wöchentlich für 30 Minuten in temperiertes, kalkfreies Wasser taucht.

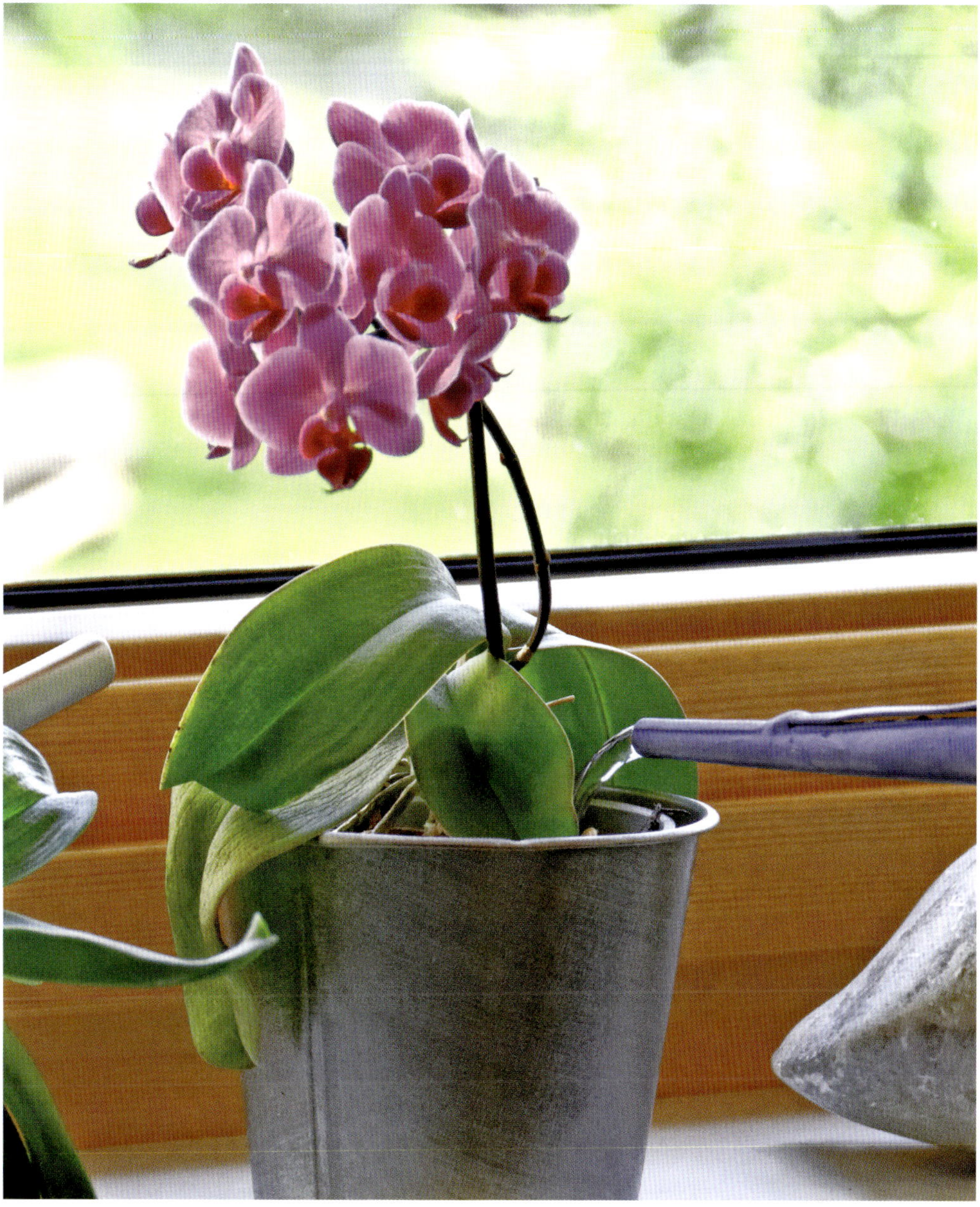

Abb. 4.15: Zu häufiges Gießen führt auch bei Topfpflanzen zu Nässestau.

Homöopathische Hauptmittel bei Nässestau

Belladonna C 200	→	Braun-rötliche Verfärbung der Blätter. Als „Wärmegeber", entfacht Hitze, die Pflanzen entwickeln sich dadurch gut.
Dulcamara C 30	→	Bräunliche bis rötliche Verfärbung der Blätter, Wurzeln verfaulen.
Natrium sulphuricum C 30	→	Pilzbefall. Braunfäule an Tomaten. Faulen im Wurzelbereich.
Pulsatilla C 30	→	Wurzeln faulen.
Silicea C 200	→	Wurzeln faulen, Aufbaumittel bei sehr schwachen Pflanzen.
Sulphur C 200	→	Wurzeln und Erde riechen modrig-faulig. Pilzerkrankungen.
Thuja C 30	→	Pilz- und Viruserkrankungen.

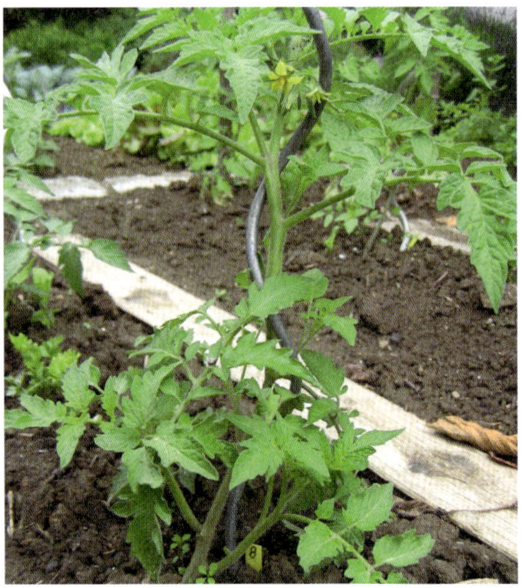

Abb. 4.16a: Nach lange andauerndem Regen und Staunässe im Wurzelbereich bleiben die Tomaten klein und wurzeln schlecht: *Dulcamara* C 30.

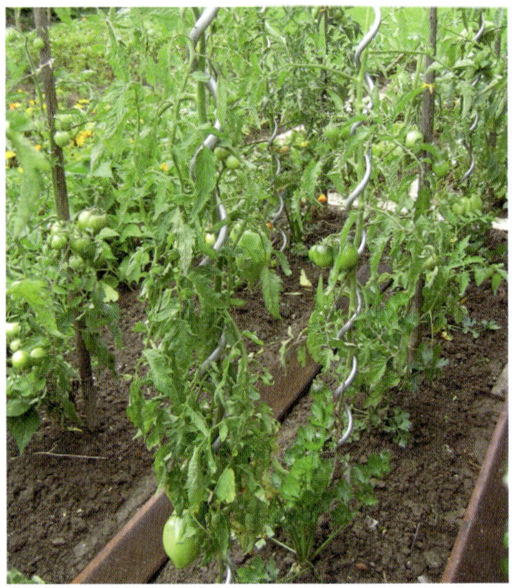

Abb. 4.16b: Die Tomaten bleiben grün, weil die Sonne fehlt. Als „Wärme-Impuls" wird *Belladonna* C 200 verabreicht.

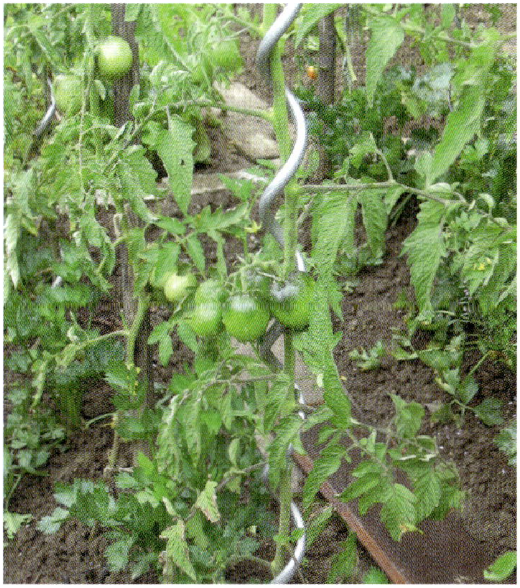

Abb. 4.16c: Behandlung von Tomaten im Freiland. Nach 3 Wochen Dauerregen und Kälte gibt es kaum Anzeichen von Braunfäule.

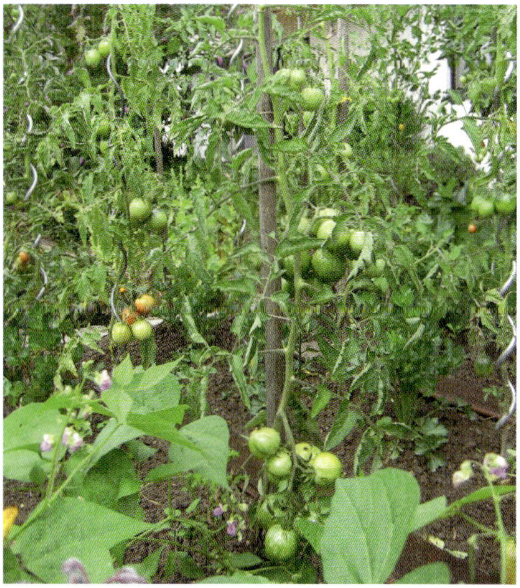

Abb. 4.16d: Nach Düngung mit *Kalium phosphoricum* C 30.

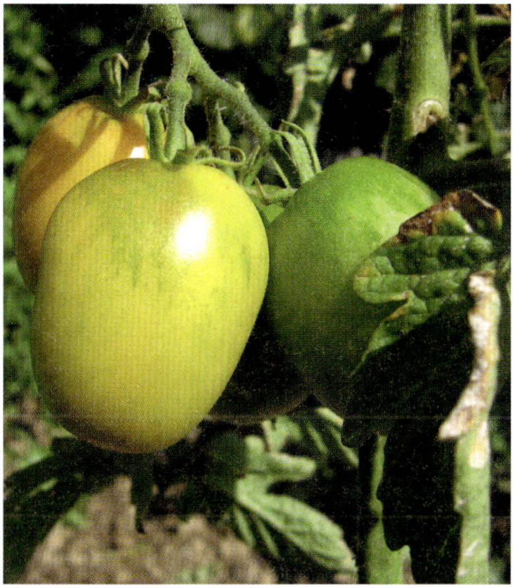

Abb. 4.16e: Nach sowohl warmem als auch kaltem Dauerregen beginnt die Braunfäule. Mittelgabe: *Natrium sulphuricum* C 30.

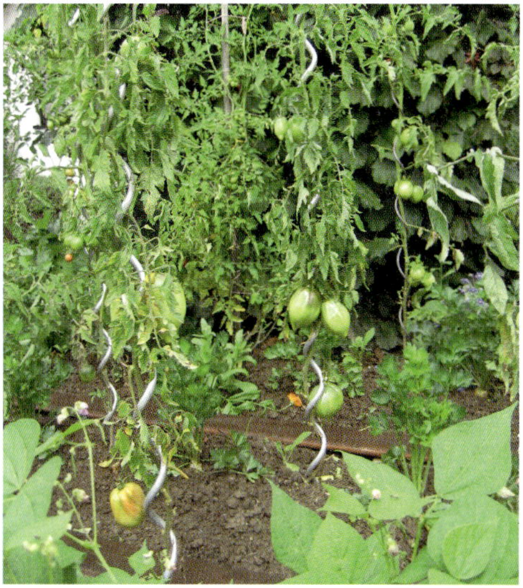

Abb. 4.16f: Feuchtigkeit begünstigte die Entwicklung der Braunfäule. Nach der Behandlung mit *Natrium sulphuricum* C 30.

Merke

Bei Regenperioden die Pflanze nicht noch zusätzlich mit 30 l Wasser gießen, sondern 6-8 Globuli in circa 150 ml Wasser verrühren und diese Arznei-Wasser-Mischung löffelweise im Wurzelbereich ausbringen. Es genügen 6-8 Teelöffel pro Pflanze, evtl. muss nach 2-3 Tagen wiederholt werden, das ist wetterabhängig.

Regen, lang anhaltender

Bei Regen, der länger als 9 Stunden andauert, ist die Gefahr groß, dass die Wurzeln im Wasser verrotten. Unter Umständen werden sogar Nährstoffe ausgewaschen. Durch heftigen, harten Regen werden vor allem Jungpflanzen schnell geschädigt.

Schadbild: Der Wurzelbereich sieht faulig, braun sowie schwammig-verrottet aus. Diese Nässe begünstigt den Pilzbefall. Der faulig modrige Geruch bleibt nicht nur auf die Wurzeln beschränkt – auch die Erde kann einen modrigen Geruch aufweisen.

Ursache: Witterungsbedingt. Nässe durch lange andauernden Regen.

Behandlung und Vorbeugung: Im Freilandanbau ist Vorbeugung nicht möglich. Geeignete homöopathische Mittel anwenden.

Homöopathische Hauptmittel bei lang anhaltendem Regen

Belladonna C 200	→ Blätter sind zu lange der Nässe ausgesetzt, braun-rötliche Färbung.
Cuprum metallicum C 30	→ Falscher Mehltau = Grauer bis grau-violetter Belag auf der Unterseite der Blätter. Verschiedene Pilzkrankheiten.
Dulcamara C 30	→ Wurzeln werden faulig-matschig, Pilzbefall.
Kalium iodatum C 30	→ Wurzelbereich faulig-matschig. Begünstigt Neubildung von Wurzeln.
Natrium sulphuricum C 30	→ Braunfäule an Tomaten, diverse Pilzkrankheiten.
Pulsatilla C 30	→ Wurzeln werden bräunlich-matschig.
Thuja C 30	→ Evtl. später C 200. Wurzeln faulen. Braunfäule und andere Pilzkrankheiten.

Seeluft, zu viel Salz in der Luft und im Boden

In Meeresnähe sind die Pflanzen aufgrund des Salzgehalts im Boden von kleinerem Wuchs (Minderwuchs), die Ernteerträge sind geringer und die Anfälligkeit gegen Krankheiten höher. Durch die Versalzung wird die Nährstoffaufnahme in den Kapillaren der Pflanzen empfindlich gestört.

Schadbild: Minderwuchs, die Pflanzen verwelken und sterben ab.

Ursache: Salzgehalt in Luft und Boden sind zu hoch.

Behandlung und Vorbeugung: Gegen Versalzung in der Luft und im Boden gibt es keine vorbeugenden Maßnahmen. Mit homöopathischen Mitteln können die Schäden minimiert und der Pflanzenzustand verbessert werden.

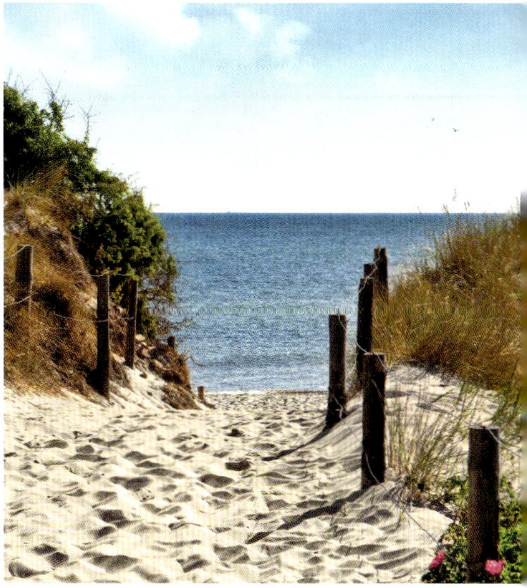

Abb. 4.17: Zu viel Salz in Meeresnähe

Homöopathische Hauptmittel bei Seeluft (zu viel Salz in Luft und Boden)

Magnesium chloratum C 30	→	Folge von salziger Luft. (Hier sollte die Potenz C 30 eingesetzt werden. Nicht in der Gartenapotheke enthalten.)
Natrium chloratum C 30	→	Schwache Pflanzen durch Versalzung oder Überdüngung.
Phosphorus C 200	→	Verbrannt aussehende Pflanzen, z. T. vertrocknet.
Solidago C 30	→	Wurde noch nicht getestet. Könnte m. E. gut als „Drainagemittel" versucht werden bei Versalzung.

Sonneneinstrahlung, direkte – Sonnenbrand

Direkte Sonneneinstrahlung macht vielen Pflanzen zu schaffen. Sonnenbrand ist häufig die Folge.

Schadbild: Auf den Blüten, Blättern oder Früchten bilden sich „Blasen", die Brandblasen ähnlich sind. Die Ränder und Spitzen

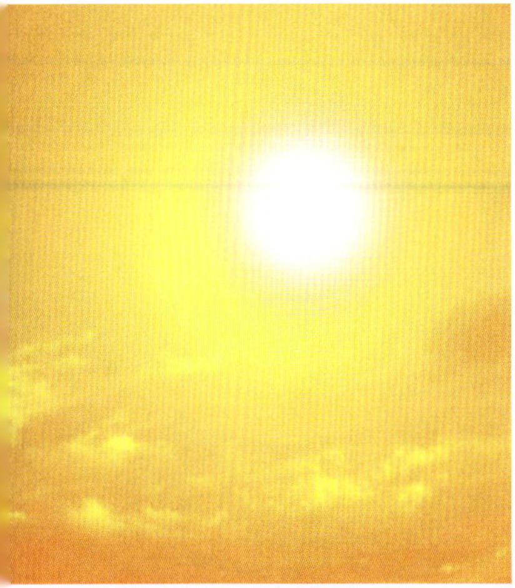

Abb. 4.18: Zuviel Sonne kann Schäden an Pflanzen verursachen

der Blätter werden welk, gelb oder braun, vertrocknen und rollen sich ein, sterben ab. Zum Teil sterben sogar die Stängel ab. Früchte können ebenfalls, erkennbar an der Blasenbildung, einen „Sonnenbrand" bekommen.

Ursachen: Unvollständige Beschattung an Zimmerfenstern oder in Gewächshäusern sowie unsachgemäßer Einsatz von Düngemitteln kann starke Verbrennungen hervorrufen. Häufig kommt es in Gewächshäusern durch hohe oder wechselnde Temperaturen zum Sonnenbrand, denn die Glasscheiben können wie „Brenngläser" wirken, wenn die Blätter und Früchte nass sind.

Auch Bewässern oder Gießen während Sonneneinstrahlung fördert die Entwicklung eines Sonnenbrands, denn auch Wassertropfen wirken wie „Brennglas".

Vorbeugung und Behandlung: Pflanzen nicht von oben begießen. In Gewächshäusern für Schatten und gute Belüftung sorgen. Auch homöopathische Mittel können helfen.

Homöopathische Hauptmittel bei Sonnenbrand

Belladonna C 200	→ Braun-rötliche Verfärbung der Blätter.
Cantharis C 30	→ Verbrannt aussehende, bräunliche Blätter, Blasenbildung auf Blättern.
Causticum C 30	→ Verbrennungen an Pflanzen, allgemein.
Gelsemium C 200	→ Pflanze wird schlaff, welkt. Fördert den Durchfluss der Pflanzensäfte.
Natrium carbonicum C 30	→ Verbleibende Restschäden nach Sonnenbrand.
Phosphorus C 200	→ Braune Blätter, verbrannte Blattspitzen.

Sonneneinstrahlung, intensive

Intensive Sonneneinstrahlung kann auch bei Pflanzen zu Sonnenschäden führen. Auch „sonnenhungrige" Pflanzen wie z. B. Rosen oder Tomaten in Südlage können „Sonnenschäden" aufweisen.

Schadbild: Es zeigen sich z. T. braune bis rötlichbraune Verfärbungen an den Blättern, die Pflanze bekommt später trockene Stellen. Bei Rosen bilden die Blüten einen „runden Kopf".

Ursache: Häufig in den ersten Frühlingstagen nach Frost. Die Pflanzen sind an die intensive Strahlung und Wärme noch nicht gewöhnt.

Behandlung und Vorbeugung: Wenn möglich, beschatten, evtl. auch einzelne Pflanzen mit einem Sonnenschirm schützen, bis die Pflanze sich wieder erholt hat. Nicht die Blätter begießen; wenn gegossen wird, dann nur den Wurzelbereich mit temperiertem Wasser. Geeignete homöopathische Mittel, (→ Abb. 4.19) anwenden.

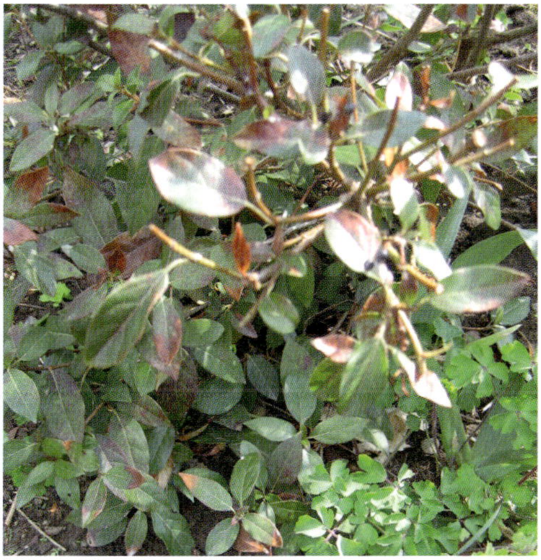

Abb. 4.19a: Der Schneeball zeigt zu Beginn des Frühjahrs aufgrund des Frosts braun-rote, trockene Blätter. Die erste homöopathische Behandlung mit Aconitum C 200 blieb erfolglos – ebenso die zweite Gabe.

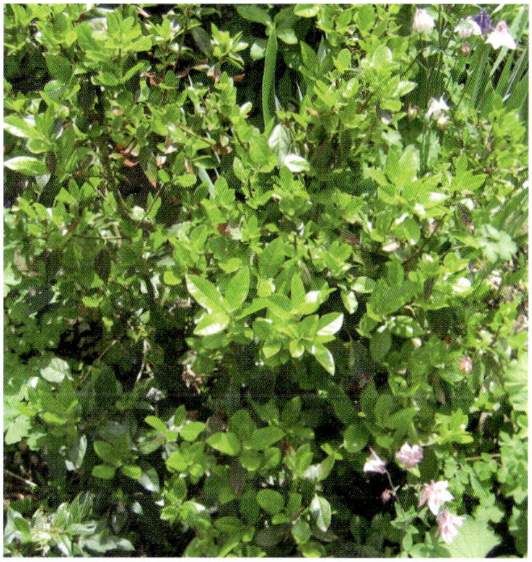

Abb. 4.19b: Da möglicherweise nach Frost die nachfolgende, intensive Sonneneinstrahlung für den Zustand des Schneeballs verantwortlich war, wird *Belladonna* C 200 verabreicht.

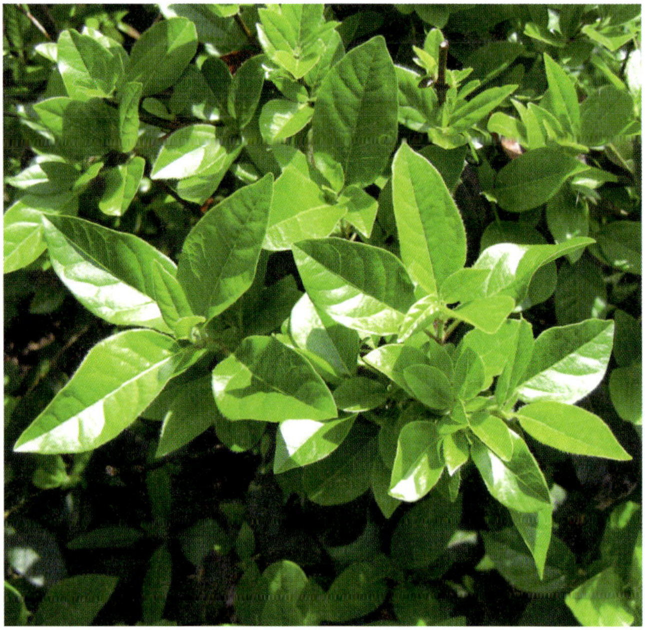

Abb. 4.19c: Eine Woche später zeigen sich neue Austriebe.

Homöopathische Hauptmittel bei intensiver Sonneneinstrahlung

Aconitum C 200	→ Intensive Sonneneinstrahlung nach Frost.
Belladonna C 200	→ Braun-rötliche Verfärbung der Blätter, nach starker Sonne im Frühling.
Gelsemium C 200	→ Nach schnellem Witterungsumschwung von Kälte zu intensiver Sonne.
Ignatia C 30	→ Vernachlässigte, empfindliche Pflanzen, die der Sonne ausgesetzt wurden.
Natrium carbonicum C 30	→ Verbleibende Restschäden durch Sonne.
Natrium chloratum C 30	→ Verbrennungsanzeichen durch fehlende Beschattung. Vernachlässigung.

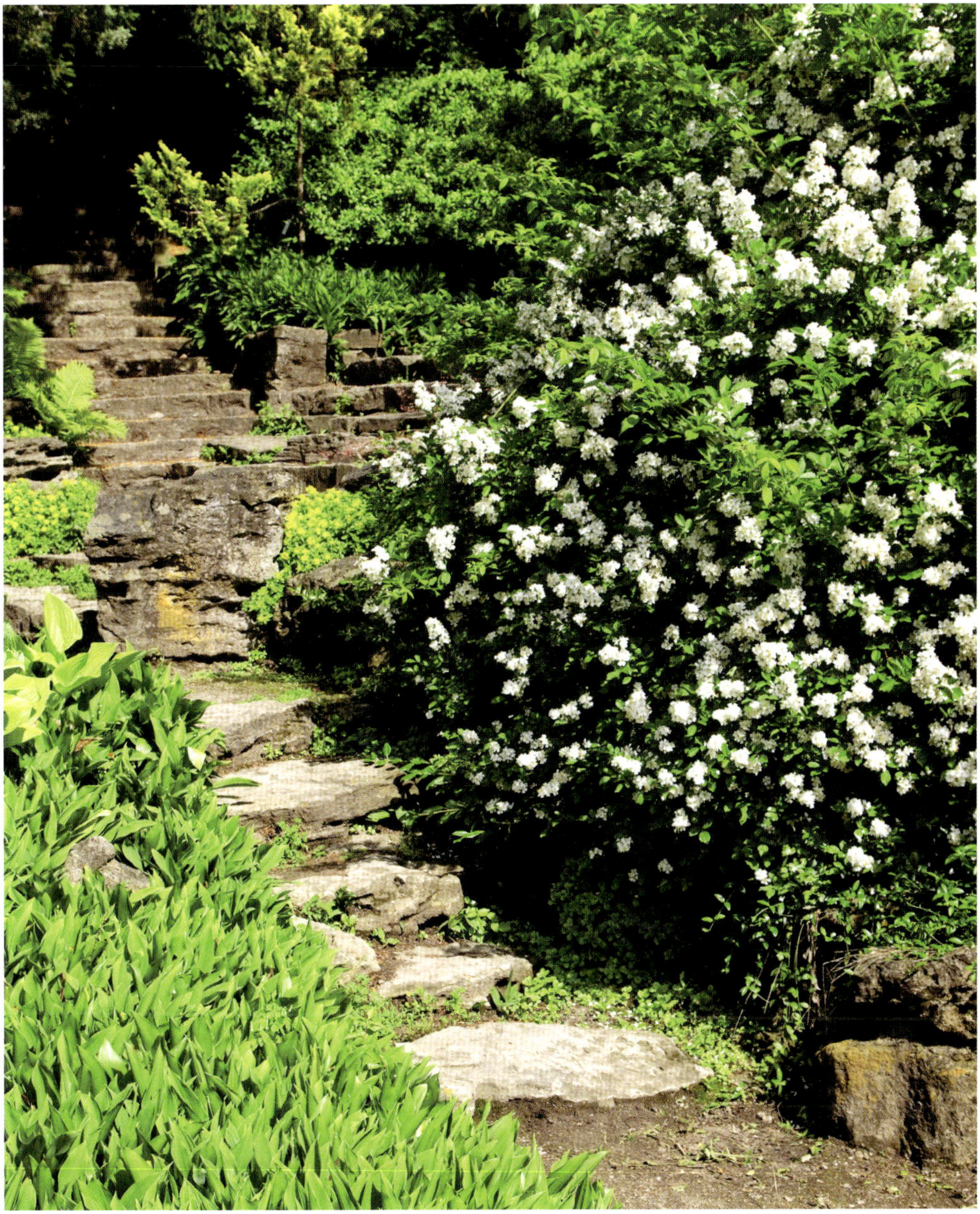

Abb. 4.19d: Blühender Schneeball im Garten (Viburnum).

Vergiftungen durch Säuren

Säuren gelangen durch die Luft (Umweltschadstoffe) oder durch den sauren Regen an die Pflanze. Saurer Regen ist eine Folge von Luftverschmutzung durch Abgase, die sich hauptsächlich durch den Einsatz schwefelhaltiger fossiler Brennstoffe (Öl, Kohle, Autoabgase) entwickelt. Die Übersäuerung des Bodens führt zu Störungen im Wasser- und Nährstoffhaushalt, die wiederum die Widerstandskraft der Pflanzen beeinträchtigen. Die Pflanzen werden anfälliger für Krankheiten (→ Abb. 4.21) und natürliche Belastungen; die Wurzeln sterben ab.

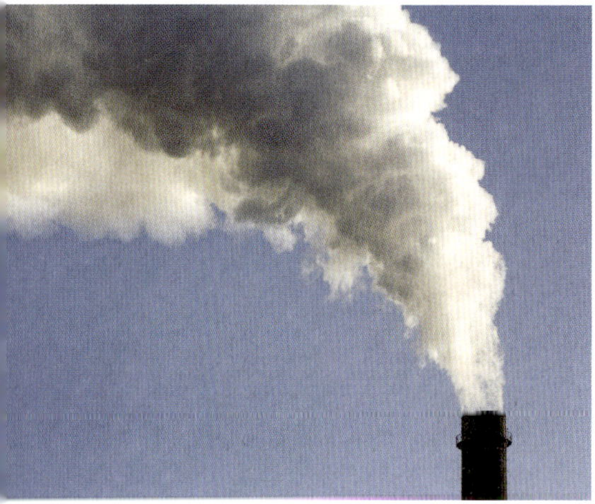

Abb. 4.20: Übersäuerung des Bodens durch Luftverschmutzung.

Schadbild: Gut beobachten lassen sich Saureschäden im Wald: Das Waldsterben beginnt meist damit, dass die Baumspitzen dürr werden. Auch kleinere Pflanzen neben vielbefahrenen Straßen sind davon betroffen. Die Pflanzen werden von der Spitze her dürr und sterben ab.

Ursache: Schwefelhaltige Abgase. In Verbindung mit Wasser entsteht Säure (= „saurer Regen").

Behandlung und Vorbeugung: Man kann Einhalt gebieten, indem man die Baum- oder Pflanzenspitzen kappt. Hier ist der Mondstand zu beachten: Geeignet ist der Schnitt bei Neumond, um das Ausbluten der Pflanze zu verhindern (Paungger/Poppe vgl. Literaturverzeichnis).

Was kann der Einzelne vorbeugend tun?

- Unnötige Autofahrten vermeiden, Öl- und Kohleheizungen überprüfen lassen.
- Für Gärten neben vielbefahrenen Straßen oder in der Nähe von Kohlekraftwerken sollte man günstigere Standorte suchen.

Homöopathische Hauptmittel bei Vergiftungen durch Säuren

Carbo vegetabilis C 30	→ Bräunlichschwarze Verfärbungen, Pflanze vertrocknet.
Causticum C 30	→ Verbrennungsanzeichen, die Pflanzen vertrocknen.
Kalium phosphoricum C 30	→ Durch Schwefelwasserstoff, Autoabgase.
Pulsatilla C 30	→ Kupfer- und Schwefeldämpfe, Industrie- und Autoabgase.
Silicea C 200	→ Vergiftungen durch Säuren, allgemein.
Sulphuricum acidum C 30	→ Autoabgase, Smog, Ölregen.
Sulphuricum iodatum C 30	→ Autoabgase, Ölheizungen. Wurzelwachstum wird angeregt.

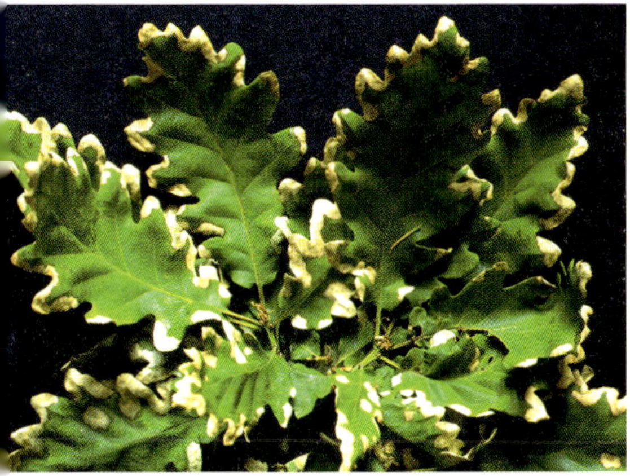

Abb. 4.21a: Chlorose eines Eichenblatts (Tschechien) infolge Luftverschmutzung.

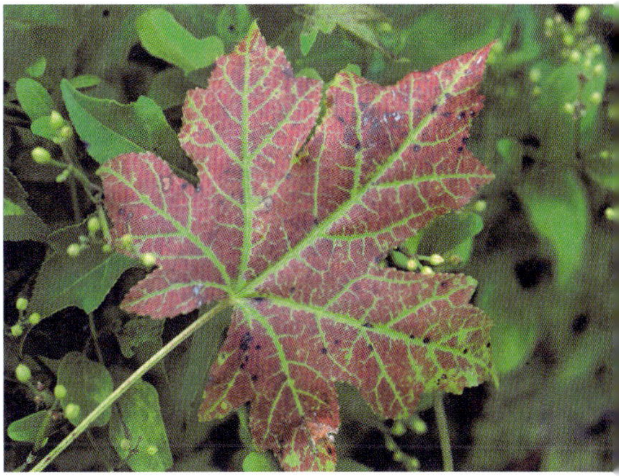

Abb. 4.21b: Durch zu hohe Ozonbelastung geschädigtes Ahornblatt (USA).

Verletzungen und Folgen von Stress

Allgemeine Verletzungen: Jahreszeitlich bedingter Baum- und Strauchschnitt (→ Abb. 4.22) sowie Hagel, Sturm und heftige Gewitter mit Blitz-Einschlag verursachen an Bäumen gewaltsame Verletzungen. Weitere Verletzungen können beim Umtopfen oder Versetzen an den Wurzeln oder an der Pflanze selbst entstehen.

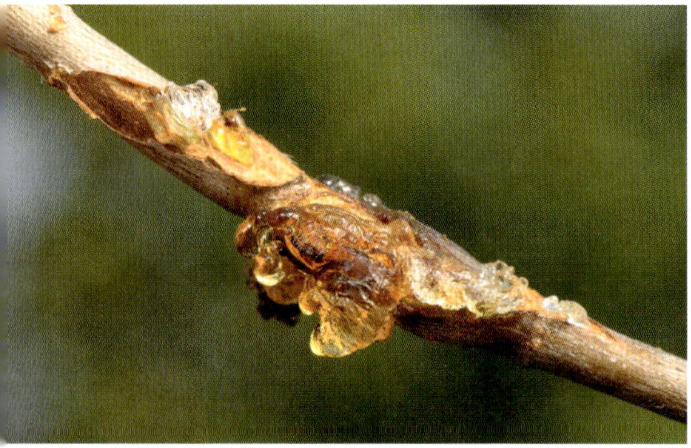

Abb. 4.22: Stressbedingter Gummifluss an Kirsche durch fehlerhafte Kulturführung.

Stress: Witterungsbedingungen (Hagel, Hitze, Kälte, Gewitter und Blitze) können Stresssymptome erzeugen. Sowohl Standortwechsel oder Umpflanzen als auch Vernachlässigung können Pflanzen stressen.

Homöopathische Hauptmittel bei Verletzungen und Folgen von Stress

Aconitum C 200	→ Plötzliches Welkwerden und vertrocknen.
Arnica C 200	→ Folge von „Stoß, Schlag, Fall" – alle Verletzungen stressen die Pflanze.
Belladonna C 200	→ Plötzlich rötlichbraun verfärbte Blätter nach Hitze als auch nach Frost.
Calendula C 30	→ Nach Riss- und Schürfwunden, wirkt antibakteriell.
Gelsemium C 200	→ Pflanze wird schnell schlaff. Folge von Umtopfen und Witterungsumschwung von kaltem zu warmem Wetter, Föhnwetter.
Ignatia C 30	→ Empfindliche Pflanze. Lässt die Blätter hängen nach Umsetzen (= Stress) oder nach Vernachlässigung.

Natrium chloratum C 30	→	Durch zu viel Hitze und Sonne, Versalzung, Überdüngung oder nach Vernachlässigung.
Nux vomica C 30	→	Durch Blitzschlag, Hagelschlag, Kälte oder Umsetzen.
Phosphorus C 200	→	Durch Blitzschlag, durch Sonnenbrand.
Silicea C 200	→	Kräftigungsmittel nach überstandenen Krankheiten, nach Vernachlässigung.
Staphisagria C 200	→	Durch Schnittverletzungen – Baum- oder Strauchschnitt, Verletzungen allgemein.
Sulphur C 200	→	Nach Spritzmittelvergiftungen, nach Vernachlässigung.

Wärme- und Hitzeschäden

Wärme- und Hitzeschäden entwickeln sich nach lang anhaltenden Hitze- und Trockenperioden. Eventuell leiden die Pflanzen zusätzlich an Sonnenbrand.

Schadbild: Das Laub fällt ab, die Pflanzen verwelken. Die Blätter sehen z. T. aus wie im Herbst, mit rot-orangefarbener oder gelber Herbstfärbung.

Ursache: Anhaltender oder wiederkehrender Wassermangel. Verletzte Wurzeln, zu stark verdichteter Boden. Häufig entstehen Wärme- und Hitzeschäden auch durch zu kleine Pflanzbehälter.

Vorbeugung und Behandlung: Regelmäßiges, vorsichtiges Bewässern im Wurzelbereich. Dabei sollte der Boden nicht verschlämmt werden. Den Boden durch vorsichtiges Hacken lockern, evtl. mulchen. Ausreichend große Pflanzbehälter verwenden.

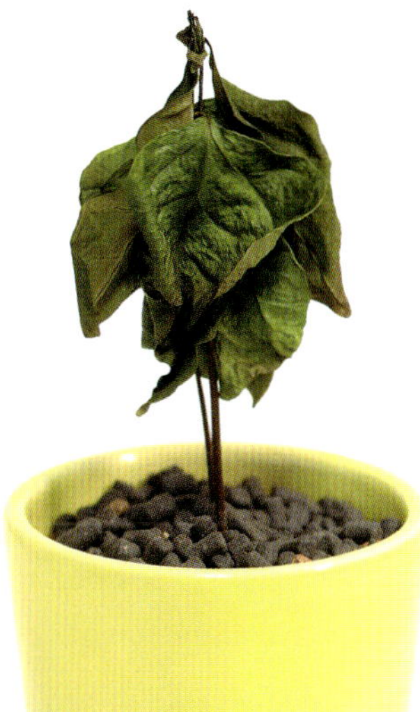

Abb. 4.23: Die Pflanze welkt und vertrocknet bei Hitzeschäden

Homöopathische Hauptmittel bei Wärme- und Hitzeschäden

Aconitum C 200	→ Plötzlich! Welkt und vertrocknet schnell. Plötzliche intensive Sonneneinstrahlunq nach Frost und Kälte.
Arsenicum album C 200	→ Kleine, schnell vertrocknende Pflanzen nach langen Wärme- und Trockenperioden.
Belladonna C 200	→ Plötzlich! Welkt schnell. Blätter rötlich-bräunlich verfärbt. Nach Sonnenbrand.
China C 200	→ Starke Schwäche, Kraftlosigkeit und Säfteverlust.
Gelsemium C 200	→ Pflanze wird schlaff, läßt Blätter und Triebspitzen hängen durch warmen Föhnwind.
Ignatia C 30	→ „Sensible", empfindliche Pflanzen.
Natrium carbonicum C 30	→ Restschäden nach behandeltem Sonnenbrand.
Natrium chloratum C 30	→ Schäden durch Überdüngung, Versalzung. Folge v. Vernachlässigung.
Silicea C 200	→ Regenerationsmittel.
Sulphur C 200	→ „Durstige" Pflanze; welkt und vertrocknet. Erholt sich trotz Wassergaben nicht.

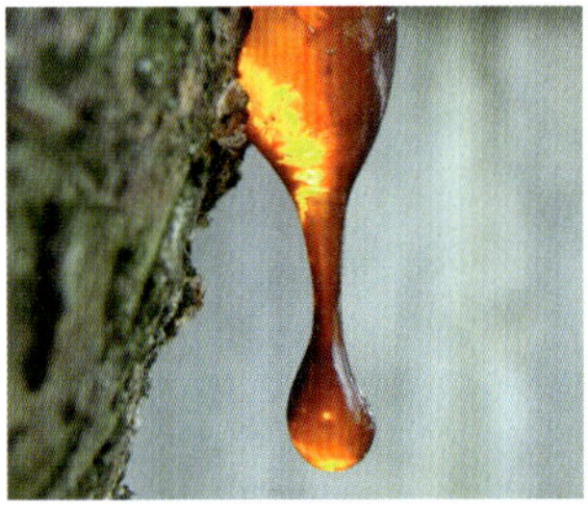

Abb. 4.24: Blutung nach Schnittwunde am Stamm

4.3 Schäden durch Kulturfehler

Schnittwunden (Baum- und Strauchschnitt)

Schadbild: Nach jahreszeitlich bedingtem Baum- und Strauchschnitt gibt es z.T. Wunden mit nachfolgender Blutung an der Schnittstelle. Bei stumpfen Schneidwerkzeugen entstehen auch Rissverletzungen an der Rinde.

Ursache: Mechanische Verletzungen.

Behandlung und Vorbeugung: Sauberes Arbeitsgerät, saubere Schnitte, evtl. Baumwachs als Wundverschluss. Auf den Mondstand achten, verhindert ein „Nachbluten". Günstigster Zeitpunkt für Baum- und Strauchschnitt: Abnehmender Mond an einem Widder-, Löwe- oder Schütze-Tag (= Fruchttage).

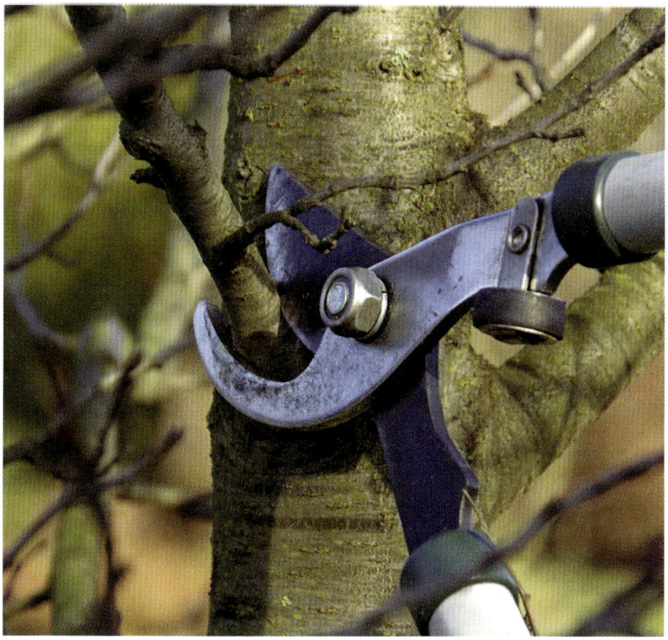

Abb. 4.25: Ein scharfer Schnitt mit sauberer Astschere beugt Rissverletztungen an der Rinde vor.

Homöopathische Hauptmittel bei Schnittwunden

Arnica C 200	→ Verletzungen, allgemein. Nachbluten an der Schnittstelle.
Calendula C 30	→ Verletzungen, allgemein. Riss- und Schürfverletzungen.
Silicea C 200	→ Schlechte Wundheilung an der Schnittstelle.
Staphisagria C 200	→ Schnittverletzungen, Verletzungen allgemein.

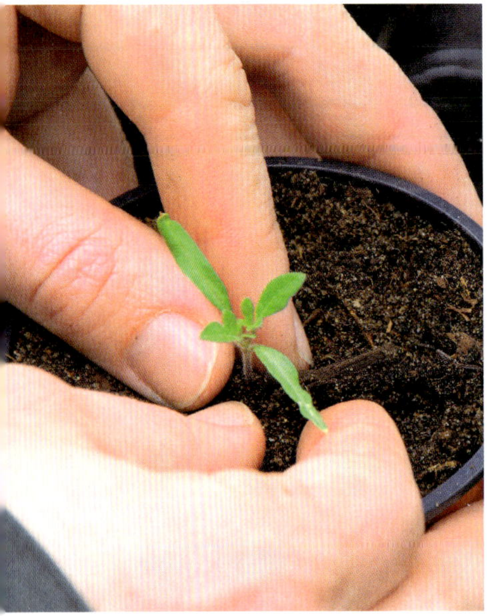

Abb. 4.26: Umtopfen kann für die Pflanze einen Schock darstellen

Umtopfen

Meist wächst die Pflanze nach dem Umtopfen in einen größeren Topf oder an einen besseren Standort mit mehr Nährstoffen deutlich besser. Umtopfen kann jedoch für die Pflanze auch eine Schock- oder Stresserfahrung sein.

Schadbild: Die Pflanze wächst nach dem Umtopfen nicht deutlich weiter, bleibt klein und kümmerlich.

Ursache: Umtopfen von Zimmerpflanzen oder Versetzen von Gartenpflanzen an einen neuen Standort.

Behandlung und Vorbeugung: Beim Umtopfen und Versetzen bitte vorsichtig mit dem Wurzelballen umgehen. Bei intaktem Wurzelballen die Wurzeln etwas auseinanderziehen. Sie können die Wurzeln auch mit scharfem Schnitt einkürzen, so wird neue Wurzelbildung angeregt. Wenn Ihre Pflanze abgestorbene Wurzelteile aufweist, sollten diese mit sauberem Werkzeug entfernt werden.

Homöopathische Hauptmittel bei Umtopfen

Aconitum C 200	→ Plötzlich! Pflanze welkt und vertrocknet nach dem Umsetzen sehr schnell.
Arnica C 200	→ Verletzungen von Wurzeln oder Pflanzenteilen.
Calendula C 30	→ Verletzungen/Rissverletzungen von Wurzeln oder Pflanzenteilen.
Nux vomica C 30	→ Empfindliche, stressanfällige Pflanzen, z. B. Kamelien, Mimosen → *Ignatia*
Staphisagria C 200	→ Schnittverletzungen, Verletzungen allgemein.

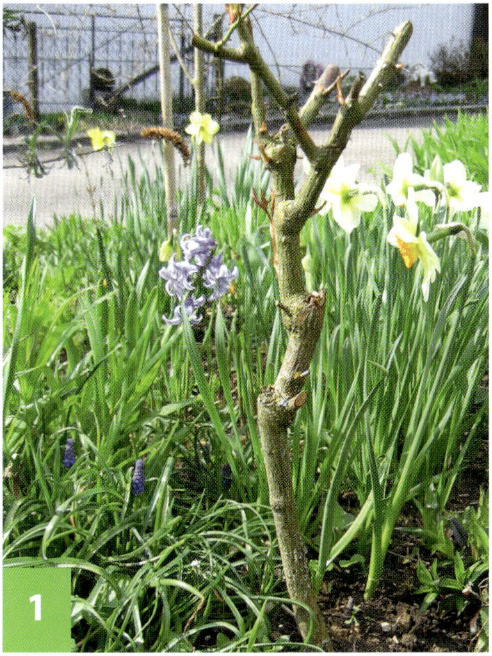

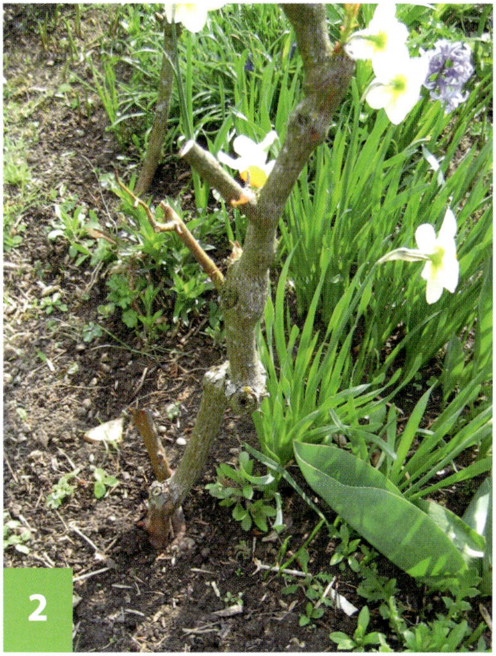

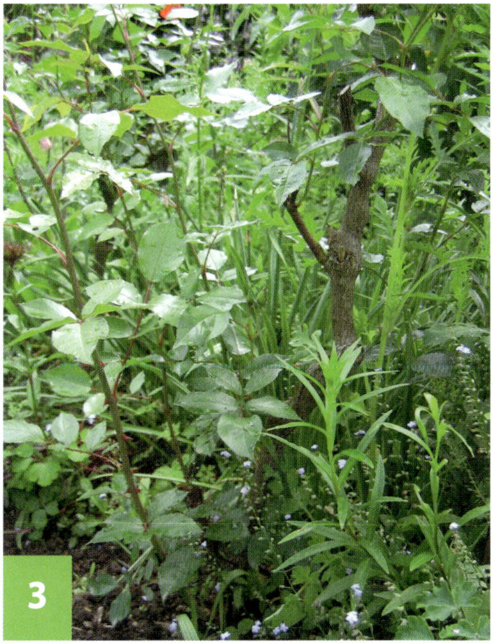

1 Behandlung eines 33 Jahre alten, sehr verholzten Rosenstrauchs, der im Herbst 2009 umgesetzt wurde. Die Schnittstellen sind total braun, erkennbar ist das tote Holz. Die Behandlung erfolgt zunächst erfolglos mit *Arnica* C 200 (10.04.2010), zwei Tage später (12.04.2010) mit *Calendula* C 30.

2 Nach vier weiteren Tagen (16.04.2010) ist ein kräftiger neuer Austrieb zu erkennen.

3 Drei Wochen später haben sich die Rosen total erholt und treiben von unten neu aus. Zu erkennen ist gesundes Wachstum.

(Abb. 4.27 a-c)

Vergiftungen durch chemische Pflanzenschutzmittel

Es gibt eine Vielzahl an chemischen Düngern, Unkrautvernichtungsmitteln und Pflanzenschutzmitteln. Deren Nutzen wird mittlerweile immer häufiger infrage gestellt, weil Umwelt, Pflanzen- und Bodengesundheit durch Nebenwirkungen geschädigt werden und die Gesundheit der Menschen beeinträchtigt wird.

Schadbild: Auf den Blättern sieht man kleine Tüpfelchen oder Flecken. Die Pflanzen sehen z. T. gebleicht oder versengt aus, einem Sonnenbrand ähnlich. Die Blätter welken und können abfallen. Die Pflanze kann absterben.

Ursache: Zu starke Konzentration des Spritzmittels oder zu geringe Distanz zur Pflanze. Besonders negative Auswirkungen gibt es, wenn die Spritzmittelausbringung bei heißem, sonnigen Wetter erfolgt. Auch bei vorschriftsmäßiger Anwendung gibt es Pflanzen, die durch Pflanzenschutzmittel geschädigt werden.

Behandlung und Vorbeugung: Keine chemischen Pflanzenschutzmittel einsetzen. Geeignete homöopathische Mittel anwenden.

Merke

Im Hausgarten ist die „chemische Keule" nicht notwendig.

Homöopathische Hauptmittel bei Vergiftungen

Arsenicum album C 200	→ Bleiche, versengt aussehende, zarte Pflanze. Folge von Spritzmittelausbringung bei heißem, sonnigen Wetter.
Nux vomica C 30	→ Spritzmitteleintrag zu nahe an der Pflanze; welk, trocken, verbrannte Pflanzenteile.
Pulsatilla C 30	→ Robuste Pflanze, die nach Ausbringung von Spritzmitteln welkt und vertrocknet.
Silicea C 200	→ Aufbaumittel für Pflanzen, die bereits vor der Ausbringung schwächlich waren.
Sulphur C 200	→ „Reinigungs- und Ausscheidungsmittel" für die Pflanzenzelle.

Verletzungen

Verletzungen entstehen z. B. beim Umtopfen, beim Baum- und Strauchschnitt und durch Witterungseinflüsse (Hagelschlag, Blitzschlag, Sturmschäden).

Schadbild: Abgeknickte Äste oder Stängel, Schnitt- und Rissstellen, Wundverletzungen(→ Abb. 4.28).

Ursache: Schnitt- oder Rissverletzungen, Witterungseinflüsse.

Behandlung und Vorbeugung: Beim Baumschnitt ist es sinnvoll, auf den Mondstand zu achten. Günstigster Zeitpunkt ist, wenn der abnehmende Mond in den Tierkreiszeichen Widder, Löwe oder Schütze steht. An diesen Tagen „blutet" das Gehölz nach dem Schnitt nicht nach.

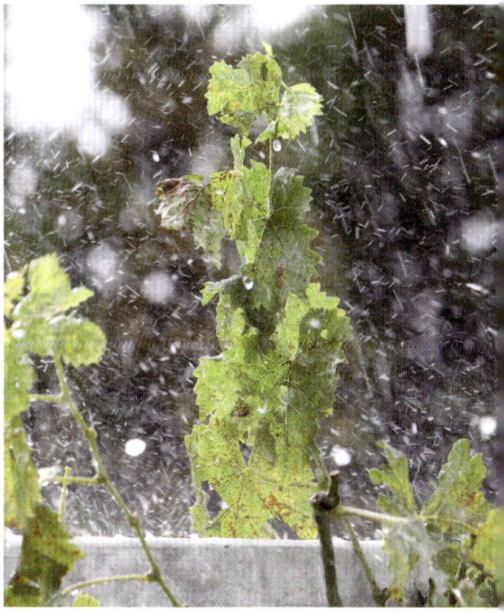

Abb. 4.28: Weinblätter im Hagel

Homöopathische Hauptmittel bei Verletzungen

Aconitum C 200	→ Bei plötzlichem Sturm, bei und nach kaltem Nordwind.
Arnica C 200	→ Stoß, Schlag, Fall; vorbeugend nach Baumschnitt einsetzen; sehr gut nach Verletzungen mit Wundenbildung, z. B. nach Hagel.
Calendula C 30	→ Schürfwunden, Rissverletzungen.
Gelsemium C 200	→ Verletzungen durch Umtopfen.
Nux vomica C 30	→ Verletzungen durch Blitzschlag.
Petroleum C 30	→ Rissverletzungen (aufplatzen) der Rinde nach starker Kälte.
Phosphorus C 200	→ Verletzungen durch Blitzschlag.
Silicea C 200	→ Wenn Wundverletzungen nicht heilen.
Staphisagria C 200	→ Schnittverletzungen nach Baumschnitt.

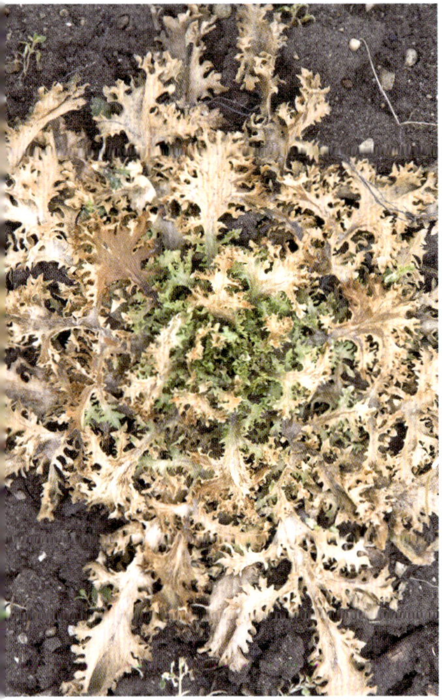

Abb. 4.29: Vernachlässigter Frisée-Salat

Vernachlässigte Pflanzen

Vernachlässigte Pflanzen sind Pflanzen, die „vergessen" wurden: Sie bekommen mal zu wenig, dann wieder zu viel Wasser, sie haben zu wenig Boden, der Boden ist u. U. ausgewaschen, die Nährstoffe sind unzureichend. Durch die mangelhafte Pflege können sich Pflanzenkrankheiten entwickeln.

Schadbild: Braune Blattverfärbung. Die Blätter vertrocknen, fallen ab; die Pflanze „kümmert" und kann infolge von Unterernährung und Wassermangel absterben.

Ursache: Mangelhafte Pflege, zu wenig Bodenbelüftung, schlechter Standort.

Behandlung und Vorbeugung: Die Pflanze sollte umgetopft oder ein neuer, günstigerer Standort gesucht werden. Im Freiland das Hacken nicht vergessen, außerdem können homöopathische Arzneimittel wie auch Pflanzenbrühen (Brennesselbrühe oder Schachtelhalmabsud) ausgebracht werden.

Homöopathische Hauptmittel bei vernachlässigten Pflanzen

Ignatia C 30	→ Die Pflanze welkt, reagiert „beleidigt", nimmt übel, ist regelrecht gekränkt.
Natrium chloratum C 30	→ Pflanze welkt, sieht evtl. „zerknittert" aus. Nach Umzug, Urlaub, Überwinterung.
Silicea C 200	→ Allgemeines Kräftigungsmittel.
Sulphur C 200	→ „Durstige", trockene Pflanze. Nach Gießfehler – zu wenig und anschließend zu viel Wasser.

Vernachlässigte Pflanzen im Freiland (Behandlungsbeispiel)

Ignatia C 30 (oder *Natrium chloratum* C 30). Suchen Sie das entsprechende homöopathische Präparat nach den Arzneimittelbeschreibungen aus (→ Kap. 5).

- 6–8 Globuli in 150 ml Wasser mit einem Plastik- oder Holzlöffel zerdrücken.
- ⅓ dieser Arznei-Wasser-Mischung in 10 l Wasser geben (ergibt insgesamt 30 l). Kräftig mit Plastik- oder Holzlöffel rühren. Stängel oder Stamm, Wurzelbereich und Blätter begießen (nicht abends und nicht bei Sonne).
- Nach *Ignatia* (oder *Natrium chloratum* C 30) 1-mal wöchentlich *Silicea* C 200 (6–8 Globuli, → oben) verabreichen. Sobald Sie sehen, dass die Pflanze sich deutlich erholt, beenden Sie die Anwendung mit *Silicea* C 200. (In der Regel reicht eine Anwendung mit *Silicea*.)
- Um den „Gesundungsprozess" abzuschließen, 1-mal wöchentlich *Sulphur* C 200 (6–8 Globuli → oben) ausbringen. Sobald Sie sehen, dass die Pflanze sich deutlich erholt, beenden Sie die Anwendung mit
- *Sulphur* C 200. Das kann bereits nach der ersten Anwendung sein.
- Danach zu normalen Pflegemaßnahmen
- übergehen.

Merke

Nach jedem Gebrauch von homöopathischen Arzneien sollten Gießkanne oder Spritzbehälter gründlich gereinigt werden.

Vernachlässigte Zimmerpflanzen (Behandlungsbeispiel)

- 4 Globuli der ausgewählten homöopathischen Arznei (→ Beispiel Freilandpflanzen, oben) mit einem Plastik- oder Holzlöffel in ca. 1 l Gießwasser zerdrücken, auflösen lassen, dann kräftig durchrühren.
- Mit dieser Mischung sprühen (möglichst im Freien) oder gießen Sie sowohl den Wurzelbereich als auch die Blätter. Bitte nicht bei starker Sonne ausbringen.

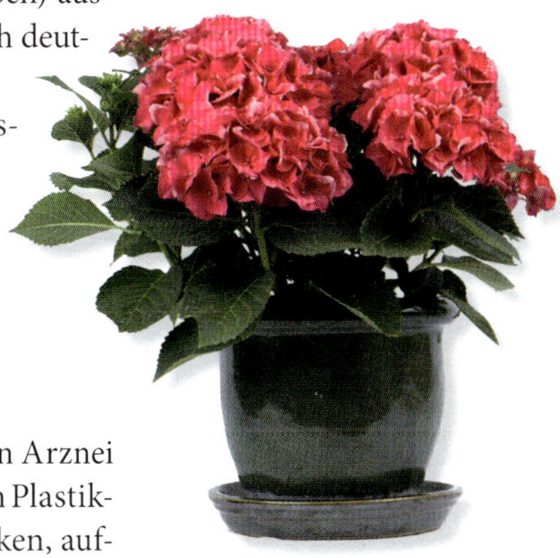

Abb. 4.30: Auch Zimmerpflanzen können mit homöopathischen Mitteln wieder voll erstarken.

4.4 Spezielle wachstumsfördernde Maßnahmen bei Tomaten

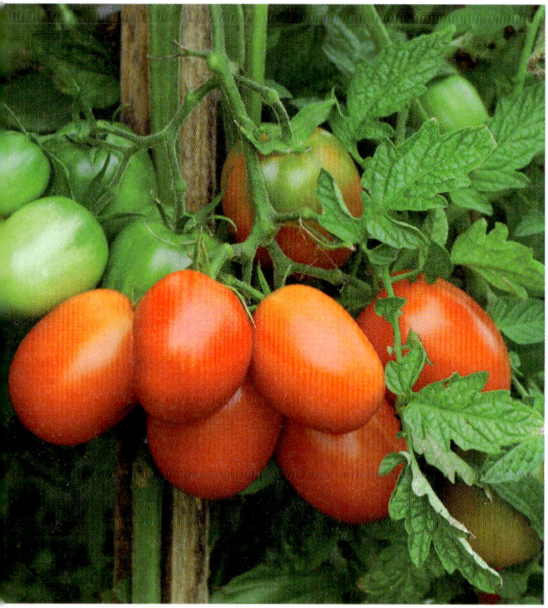

Abb. 4.31: Gesunde Tomaten

Tomaten sind beliebte Kulturpflanzen im Haus- und Kleingarten. Es ist ein Hochgenuss, Tomaten direkt nach dem Ernten zu verspeisen. Der Duft, das Aroma, die Frische – unvergleichlich. Doch nicht immer erfüllen sie unsere Erwartungen. Krankheiten, Schädlinge, lange Regenperioden und falsche Standorte machen ihnen zu schaffen. Der wärmste und sonnigste Platz im Garten ist gerade gut genug für sie, doch brauchen sie auch ausreichend Wasser und Nährstoffe. Um Pilzkrankheiten vorzubeugen, dürfen die Blätter beim Gießen nicht nass werden. In nassen Sommern ist es ohne Nässeschutz fast unmöglich, Tomaten ohne die gefürchtete Braunfäule anzubauen. Und oft genug fördert die Überdachung den nachfolgenden Befall mit der Weißen Fliege.

Günstig ist eine **Erd-Bewässerungsanlage** im Wurzelbereich von Tomaten. Dieses perforierte Schlauchsystem (Baumarkt) lässt sich mit dem Einpflanzen der Tomaten in die Erde legen. Über diese Bewässerungsanlage lässt sich vorbeugend *Calcium carbonicum* D 6 im Wechsel mit *Magnesium phosphoricum* D 6 an die Wurzeln einbringen. Dadurch erhalten die Tomaten noch vor einer möglichen Braunfäule einen regelrechten „Kraftschub“. Günstig ist es, die Bewässerung an einem Blatt-Tag laut Mondkalender (Krebs, Skorpion, Fische) vorzunehmen.

- Erdleitung mit Wasser füllen. 30 Globuli *Calcium carbonicum* D 6 in eine 1,5-Liter-Einweg-Plastikflasche mit Adapter auf den Erdschlauch setzen, damit das Erdreich bewässern. Einen Tag später 30 Globuli *Magnesium phosphoricum* D 6 in der gleichen Art und Weise einbringen.

- Am folgenden Tag wiederum *Calcium carbonicum* D 6, am nächsten Tag wieder *Magnesium phosphoricum* D 6 anwenden.
- Nach einer Woche wiederholen. Tomaten beobachten; vielleicht benötigen diese noch 2–4 Wiederholungen mit den beiden homöopathischen Arzneimitteln.

Wenn Sie kein perforiertes Schlauchsystem besitzen, können Sie das Wasser mit der Gießkanne direkt an den Wurzelbereich geben. Dafür ½ Teelöffel des o. g. Arznei-Präparates D 6 (entspricht ca. 80 Globuli) direkt in ca. 10 l Wasser auflösen, kräftig umrühren, vorsichtig das Erdreich im Wurzelbereich gießen. Nicht auf die Blätter gießen (Gefahr von Braunfäule), denn Tomaten vertragen wenig Nässe.

Merke

Bei Regenperioden die Pflanze nicht noch zusätzlich mit 30 l Wasser gießen, sondern 6-8 Globuli in circa 150 ml Wasser verrühren und diese Arznei-Wasser-Mischung löffelweise im Wurzelbereich ausbringen. Es genügen 6-8 Teelöffel pro Pflanze, evtl. muss nach 2-3 Tagen wiederholt werden, das ist wetterabhängig.

Homöopathische Hauptmittel bei Tomaten

Calcium carbonicum D 6	→ Gutes Aufbau- und Stärkungsmittel bei kalziumarmen Böden.
Carbo vegetabilis C 30	→ Braunfäule, bräunlich schwarze Verfärbungen der Pflanzenteile und Früchte durch Pilze.
Cuprum metallicum C 30	→ Braunfäule, Pilzbefall allgemein. Gutes Vobeugungsmittel.
Magnesium phosphoricum D 6	→ Gutes Aufbau- und Stärkungsmittel bei Magnesiummangel des Bodens.
Natrium sulphuricum C 30	→ Sehr zuverlässig bei Braunfäule durch schwülwarmes, lang andauerndes Regenwetter.
Nosode	→ Nosodenherstellung (→ Kap. 3.1 und Kap. 5).
Thuja C 30/C 200	→ Braunfäule, Pilzbefall allgemein. Nach Kälte, Nässe, Nebel.

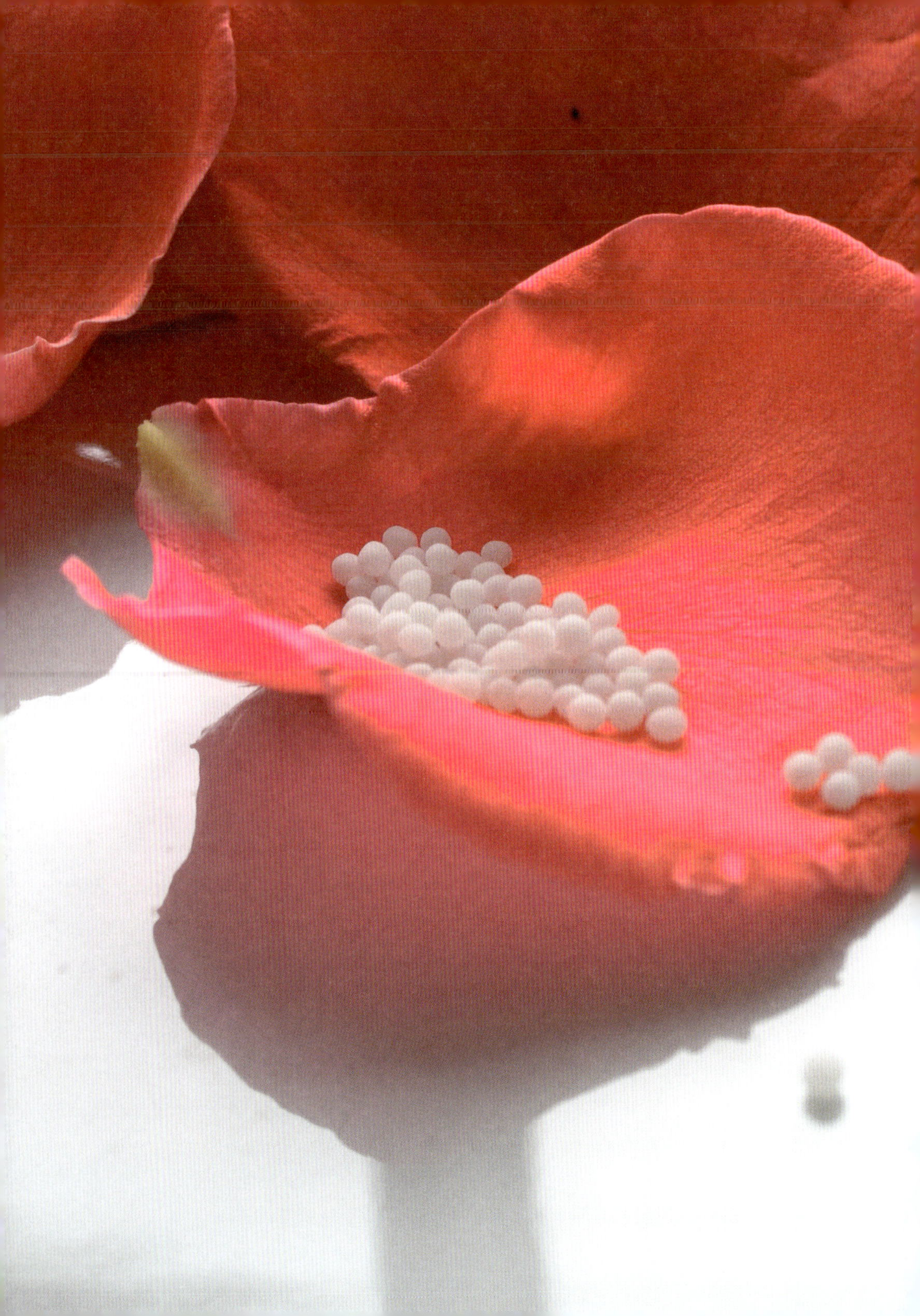

5 Arzneimittelbeschreibungen
Materia medica

5.1 Arzneimittel der homöopathischen Gartenapotheke

Aconitum (Sturmhut)

- **Merkmale:**
  - Plötzlichkeit aller Beschwerden ist ein Hinweis auf *Aconitum*. Die Pflanze reagiert sehr plötzlich, welkt sehr schnell und vertrocknet
- **Witterungsbedingte Schäden:**
  - Folge von kaltem, trockenem Nordwind
  - Folge von plötzlich einsetzendem kaltem Sturm oder Wind
  - Folge von heißen Tagen (intensive Sonneneinstrahlung) und sehr kalten Nächten

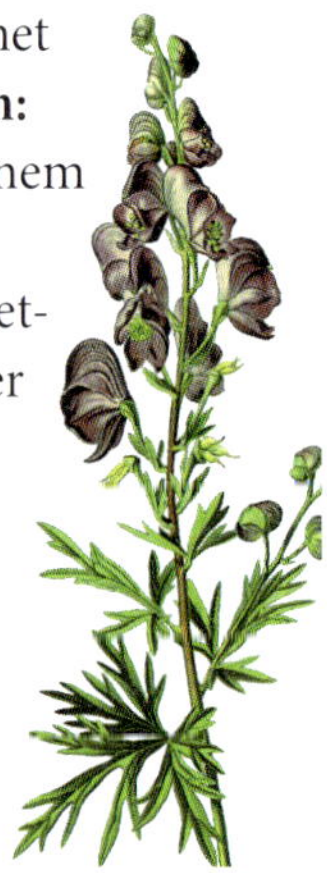

Anthracinum (Milzbrand-Nosode)

- **Merkmale:**
  - Aussehen wie verbrannt
  - Blätter werden schwarz oder dunkel, verdorren und sind brandig; sich schnell, wie ein „Feuerbrand" ausbreitende Schäden
  - Rinde färbt sich braun, weist Risse auf oder sinkt ein; rötlich braunes Holz unter der befallenen Rinde
  - Orangebrauner Schleim auf der Rinde, der infektiös ist
  - Nach unten gekrümmte Triebspitzen, wie ein „Krückstock"
- **Spezielle Erkrankungen:**
  - Evtl. wirksam bei Feuerbrand

Arnica montana (Bergwohlverleih oder „Fallkraut")

- **Allgemeine Wirkung:**
  - Folgen von „Stoß, Schlag, Fall"
  - Sehr gutes Aufbaumittel für alle Pflanzen
  - „Durchblutet" die Pflanzenbahnen, Pflanzen werden durch *Arnica* bis in die Spitzen ernährt

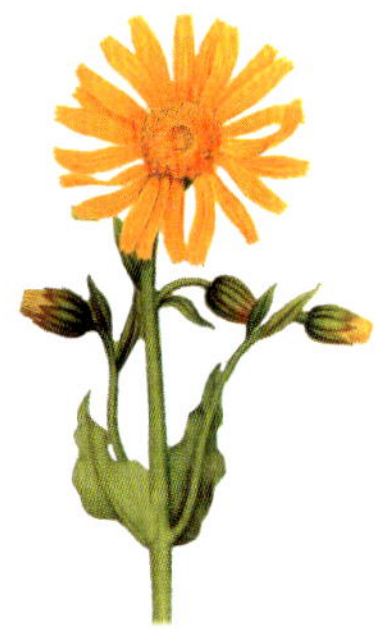

- **Schäden durch Kulturfehler:**
  - Verletzungen durch Baumschnitt
  - Verletzungen durch Umtopfen oder Versetzen
- **Witterungsbedingte Schäden:**
  - Nach Verletzungen der Pflanze, z. B. infolge von Hagelschlag, Sturm- oder Windbruch

Arsenicum album (Weißes Arsenoxid)

- **Allgemeine Wirkung:**
  - Angezeigt bei schwachem Pflanzenwachstum
  - Schwache Pflanzen
  - Pflanzen bleiben klein und sehen „mickrig" aus
  - Schnelles Eintrocknen der Pflanzen
- **Schäden durch Kulturfehler:**
  - Vergiftungen z. B. durch chemische Pflanzenschutzmittel

- **Witterungsbedingte Schäden:**
  - Boden weist trockene Risse auf
  - Nach Wärme- und langen Trockenperioden

Belladonna (Tollkirsche)

- **Allgemeine Wirkung:**
  - In kalten, nassen Sommern im Wurzelbereich einbringen – entfacht „Hitze" und „wärmt" somit die Pflanze. *Belladonna* wirkt auch gut als „Kompost-Starter", da es Wärme im Kompost erzeugt. Somit wird die Rotte beschleunigt

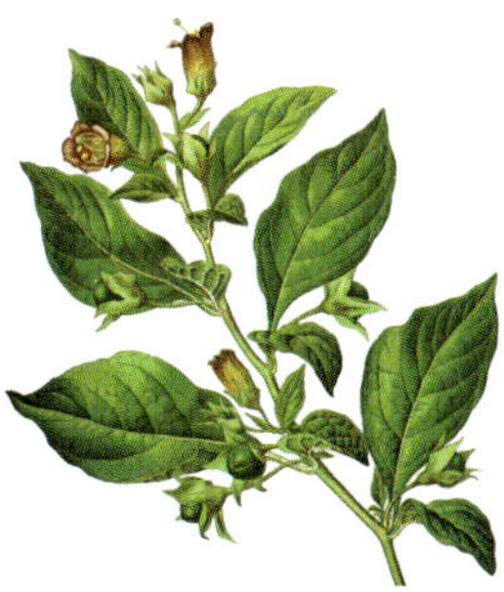

- **Merkmale:**
  - Plötzlichkeit aller Beschwerden ist ein sicherer Hinweis auf *Aconitum* und *Belladonna*
  - Pflanze welkt sehr schnell
  - Blätter färben sich rötlich bis rötlich braun
- **Witterungsbedingte Schäden:**
  - Nach Frost und anschließender starker Sonneneinstrahlung
  - Bei Hitzeschäden
  - Nach zu viel Sonne
  - Sonnenbrand auf Blättern und Stängeln. Der Sonnenbrand kann an den Rändern entstehen, z. T. sogar „Blasen" werfen.
  - Wassermangel und Hitze
  - **Aber auch:** Zu kalte und lange Regenperioden. Die Blätter sind zu lange der Nässe ausgesetzt

Calcium carbonicum (Austernschalenkalk)

- **Allgemeine Wirkung:**
  - Wichtiges Aufbaumittel (Potenz: D 6). Als Dünger eingesetzt, ist *Calcium carbonicum* ein guter „Wachstumsstarter" für die Pflanze
  - Bei Schwächezuständen, Zwergwuchs, kein richtiges Gedeihen
  - Zu schwacher Stängel für die Pflanze, der leicht abknickt
- **Merkmale:**
  - Empfindlich gegen kaltes Gießwasser
  - Empfindlich gegen kalte Luft

Calendula (Ringelblume)

- **Allgemeine Wirkung:**
  - Angezeigt bei geschwächten Pflanzen, wirkt aufbauend
  - Wirkt antibakteriell
  - Wirkt stärkend
- **Pflegefehler:**
  - Folgen von Umtopfen; wenn beim Versetzen Wurzeln abgerissen wurden

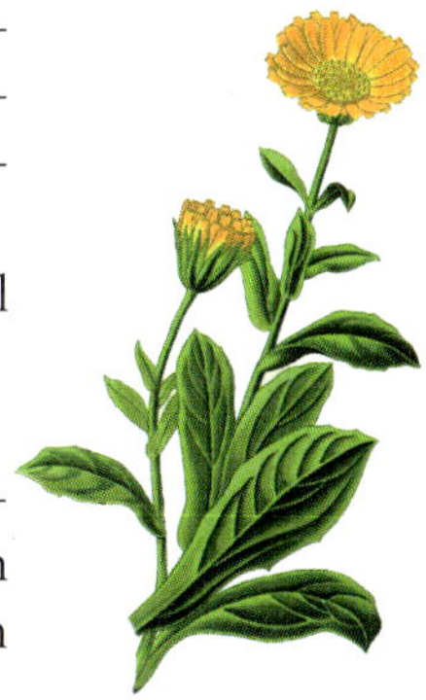

- **Schäden durch Kulturfehler:**
  - Folge von Verletzungen; Riss- und Schnittverletzungen (wie *Arnica*). Bei Rissverletzungen ist *Calendula* unübertroffen gut

Camphora (Kampfer)

- **Allgemeine Wirkung:** Geschwächte Pflanzen durch Schädlingsbefall (Ameisen, Blattläuse, Schildläuse, sonstige Schädlinge)
- **Merkmale:**
  - Die Blätter sind bedeckt mit durchsichtigen, klebrigen „Honigtröpfchen"
  - Rußig-schwarzer, abwischbarer Pilzbelag auf den Blättern
  - Auflagerung auf den Blättern von weißem, kleinkörnigem, abwischbarem Pilzbelag
- **Spezielle Erkrankungen:**
  - Pilzbefall sowie Rußtaupilzbefall durch Honigtauausscheidung von Blattlauskolonien, die von Ameisen gemolken werden
  - „Sonnenstich", durch starke Sonneneinstrahlung. Brennglaswirkung der Gewächshaus- oder Zimmerfenster
- **Schäden durch Kulturfehler:**
  - Bei Pflanzensaftverlust durch saugende Schädlinge (Ameisen, Blattläuse, Schildläuse, etc.)
  - Trockenheit des Bodens, Kalkböden, verdichtete Böden
- **Witterungsbedingte Schäden:**
  - Folgen von zu starker Hitze (Sonnenbrand, Sonneneinstrahlung), sehr empfindlich gegen Hitze
  - Folgen von kaltem Wind, sehr empfindlich gegen kalte Luft
  - Kann weder Hitze noch Kälte ertragen

Cantharis (Spanische Fliege)

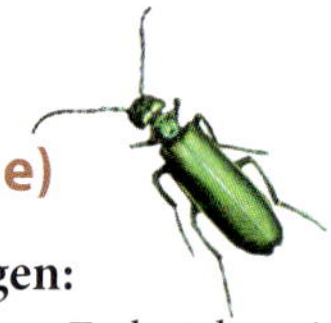

- **Spezielle Erkrankungen:**
  - *Cantharis* könnte m. E. bei bereits ausgebrochenem Feuerbrand wirksam sein
- **Witterungsbedingte Schäden:**
  - Sonnenbrand mit Blasenbildung auf den Blättern

Carbo vegetabilis (Holzkohle)

- **Allgemeine Wirkung:**
  - Zur Stärkung der Pflanzen
- **Spezielle Erkrankungen:**
  - Braunfäule
  - Krebs
  - Monilia-Fruchtfäule
  - Pilzbefall
- **Schäden durch Kulturfehler:**
  - Pilzbefall nach Baum- und Strauchschnitt (an der Schnittstelle)
- **Witterungsbedingte Schäden:**
  - Folgen von Kälteeinwirkung, Erfrierungen
  - Vergiftung durch Säuren, saurer Regen
  - Nach Wetterwechsel, von warmem zu kaltem Wetter

Carcinosinum (Krebs-Nosode)

- **Allgemeine Wirkung:**
  - Zur Stärkung der Pflanzen
- **Spezielle Erkrankungen:**
  - Krebs und krebsartige Wucherungen an Bäumen (→ Kap. 3.1 und Anh. Kap. III)
  - Monilia-Fruchtfäule

Causticum (Ätzkalk)

- **Konstitutionelle Merkmale:**
  - Pflanze fühlt sich wohler in feuchter, nebeliger Luft und durch Besprühen (z. B. Orchideen)
- **Spezielle Erkrankungen:**
  - *Causticum* könnte m. E. bei bereits ausgebrochenem Feuerbrand wirksam sein
- **Schäden durch Kulturfehler:**
  - Folge von Bleivergiftung (an Straßen, Industrie)
  - Pilzbefall an der Schnittstelle nach Baum- und Strauchschnitt
- **Witterungsbedingte Schäden:**
  - Sonnenbrand
  - Folgen von lang anhaltender Trockenheit

China officinalis (Chinarindenbaum)

- **Allgemeine Wirkung:**
  - Bei extremer Schwäche der Pflanzen; es hat den Anschein, als ob die Pflanze eingehen würde
  - Vorbeugung gegen Feuerbrand
- **Schäden durch Kulturfehler:**
  - Bei Pflanzensaftverlust (z. B. infolge von Verletzungen bei Baum- und Strauchschnitt oder nach Schädlingsbefall durch saugende Schädlinge)
- **Witterungsbedingte Schäden:**
  - Folgen von Hitze
  - Folgen von anhaltender Trockenheit

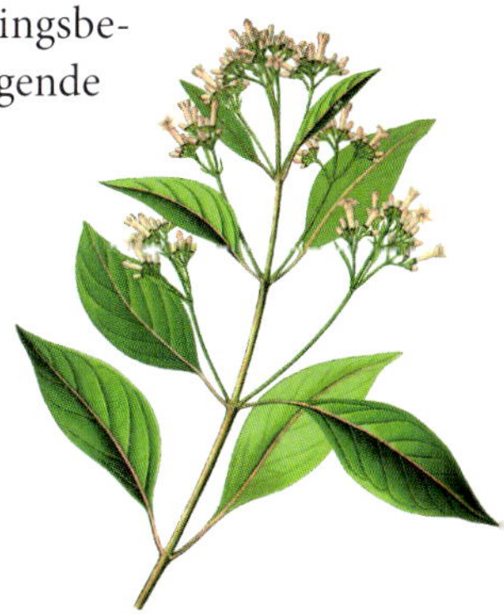

Cimicifuga (Traubensilberkerze, Wanzenkraut)

- **Konstitutionelle Merkmale:**
  - Empfindlich gegen feuchte Kälte
- **Schädlinge:**
  - *Cimicifuga* wirkt sehr zuverlässig gegen Blattläuse an Rosen und Rosengewächsen. *Cuprum* ist ein gutes Folgemittel nach *Cimicifuga*

!

Die meisten unserer Obstbäume wie Apfel, Aprikose, Birne, Kirsche, Mirabelle, Pflaume, Quitte, Zwetschge sowie viele Beerensorten wie Brombeere, Erdbeere und Himbeere und viele andere gehören zu den Rosengewächsen.

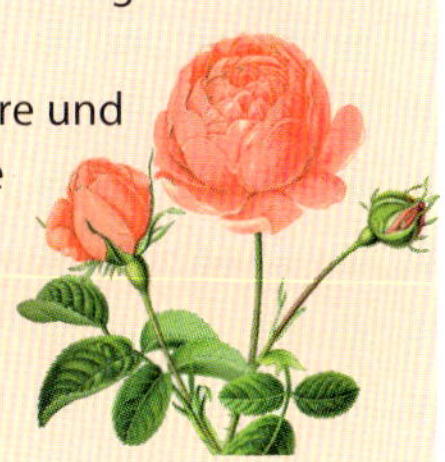

Cuprum metallicum (Kupfer)

- **Allgemeine Wirkung:**
  - Zur Kräftigung der Pflanzen. *Cuprum* ist ein wichtiges Pflanzenschutzmittel für Winzer – es fördert ein gesundes Rebenwachstum. *Cuprum* kann sowohl Wachstum fördern als auch eindämmen (→ Riesenwuchs, Kap. 4.1). Das ist das unverstandene Paradoxe in der Homöopathie, nämlich „sowohl als auch". Könnte als Vorbeugung gegen Feuerbrand versucht werden
- **Schädlinge:**
  - Insektenbefall, Schädlinge allgemein
- **Spezielle Erkrankungen:**
  - Braunfäule
  - Echter und Falscher Mehltau Pilzbefall
- **Witterungsbedingte Schäden:**
  - Folgen von lang anhaltendem Regen
  - Nach kaltem, trockenem Wind

Dulcamara (Bittersüßer Nachtschatten)

Dulcamara ist das Mittel der Wahl bei **witterungsbedingten Schäden** durch Nässe sowie bei Folgen von Wetterwechsel:

- Nach lange anhaltendem, kaltem Regen
- Nach starker, kalter Durchnässung im Wurzelbereich – Staunässe
- Nach kaltem, nassem Wetter, Regen, Schneefall
- Nach Wetterwechsel, von warmem Wetter zu kaltem Wetter, von trocken zu feucht

Gelsemium (Falscher Jasmin)

- **Spezielle Erkrankungen:**
  - Virosen (Viruserkrankung) mit deformierten Früchten, warzenartigen Auswüchsen sind ein Hinweis auf *Gelsemium* (→ *Nux vomica*, *Phosphorus* und evtl. *Thuja*)
- **Witterungsbedingte Schäden:**
  - Folgen von Föhnwind, warmem Wind
  - Nach Sonneneinstrahlung: Sonnenbrand
  - Wetterwechsel: von kaltem zu warmem Wetter
- **Pflegefehler:**
  - Folgen von Umtopfen (→ Stress für die Pflanze)

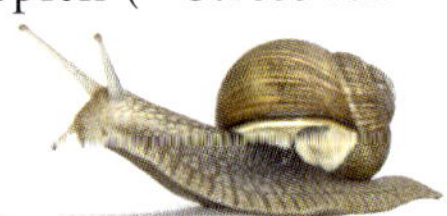

Helix tosta (Haus der Weinbergschnecke)

Bei einer **Schneckenplage** kann das aus einem gerösteten Haus der Weinbergschnecke aufbereitete homöopathische Arzneimittel *Helix tosta* D 6 eingesetzt werden. Zur Dosierung und Aufbereitung einer selbst hergestellten Schnecken-Nosode → Kap. 1.3 und Kap. 2.3

Ignatia (Ignatiusbohne)

- **Allgemeine Wirkung:**
  - Gutes Stärkungsmittel für sehr empfindliche Pflanzen
- **Konstitutionelle Merkmale:**
  - Ausgeprägte Zugluftempfindlichkeit
- **Witterungsbedingte Schäden:**
  - Nach zu viel Sonne
- **Pflegefehler:**
  - Nach Pflegefehlern und nach Vernachlässigung der Pflanzen. Die

Pflanzen, die *Ignatia* benötigen, sind schnell „beleidigt“

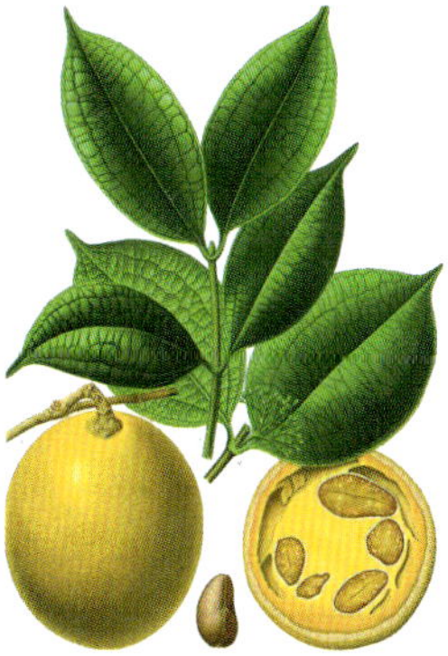

Kalium iodatum (Kaliumiodid)

- **Allgemeine Wirkung:**
  - Kräftigungsmittel für den Wurzelbereich
- **Schäden durch Kulturfehler:**
  - Folgen von radioaktiver Verstrahlung (z. B. Tschernobyl)
  - Folgen von Mobilfunkstrahlung
- **Witterungsbedingte Schäden:**
  - Nach langen Regenperioden

Kalium phosphoricum (Kaliumphosphat)

- **Allgemeine Wirkung:**
  - Sehr gutes Stärkungsmittel für Pflanzen, das angezeigt ist bei Pflanzen, die beim Kauf groß und kräftig (künstlich aufgeputscht) sind und zuhause kränkeln
- **Schäden durch Kulturfehler:**
  - Vergiftungen durch Autoabgase
  - Vergiftungen durch Ölheizungen
  - Vergiftungen durch Schwefelwasserstoff

Lycopodium (Bärlapp)

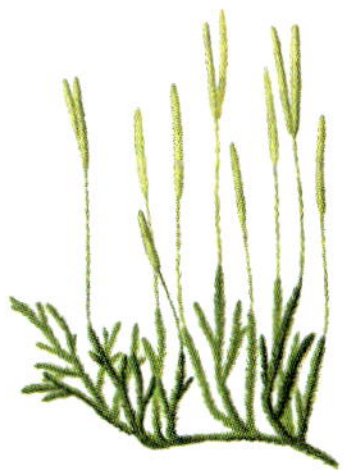

- **Allgemeine Wirkung:**
  - Kleine, mickrige Pflanzen, die nicht richtig gedeihen
  - Schwache Wurzelbildung
- **Merkmale:**
  - Gelbfärbung der Blätter, vorzeitig im Sommer
- **Spezielle Erkrankungen:**
  - Pilzkrankheiten. Wenn *Rhus toxicodendron* gut geholfen hat, hilft abschließend noch eine Gabe *Lycopodium*, 6–8 Globuli C 30, verteilt auf 30 l Wasser
- **Schäden durch Kulturfehler:**
  - Herbstfärbung der Blätter im Sommer, u. a. ausgelöst durch Mobilfunkstrahlung

Magnesium carbonicum (Bittersalzerde, Bitterspat)

- **Allgemeine Wirkung:**
  - Sehr gutes Aufbaumittel (Potenz: D 6)
  - Guter Dünger in der ersten Wachstumsphase
  - Bei Magnesiummangel des Bodens
- **Konstitutionelle Merkmale:**
  - Empfindlich gegen Kälte
  - Pflanzen, die nicht gedeihen, und bei schwachem Wachstum

Magnesium chloratum = Magnesium muriaticum (Salzsaure Bittererde)

- **Allgemeine Wirkung:**
  - Aufbaumittel (Potenz: D 6)
  - Als Dünger in der ersten Wachstumsphase
  - Bei Magnesiummangel des Bodens
- **Konstitutionelle Merkmale:**
  - Kälteempfindlichkeit
- **Witterungsbedingte Schäden:**
  - Anbaugebiete in salzhaltiger Luft (Potenz C 30)

Magnesium phosphoricum (Magnesiumphosphat)

- **Allgemeine Wirkung:**
  - Aufbaumittel (Potenz: D 6)
  - Gutes Düngemittel in der ersten Wachstumsphase
  - Bei Magnesiummangel des Bodens
- **Konstitutionelle Merkmale:**
  - Zugluftempfindlichkeit
- **Witterungsbedingte Schäden:**
  - Folgen von kalter Nässe
  - Folgen von kaltem Wetter
  - Folgen von kalten Winden

Natrium carbonicum (Laugensalz)

- **Allgemeine Wirkung:**
  - „Überalterte" Pflanzen, die einen „Kraftschub" benötigen
- **Witterungsbedingte Schäden:**
  - Nach intensiver Sommerhitze und Sonnenbestrahlung
  - Nach „Sonnenbrand" der Pflanzen, der mit *Belladonna* oder *Gelsemium* gebessert wurde, aber noch Restschäden bestehen

Natrium chloratum = Natrium muriaticum (Kochsalz)

- **Schädlinge:**
  - Blattläuse-Befall nach Vernachlässigung
- **Witterungsbedingte Schäden:**
  - Folgen von zu viel Hitze und Sonne (braucht Beschattung)
  - Folgen von salzhaltiger Luft, salzhaltigen Böden (Meeresnähe)
  - Folgen von Streusalzausbringung im Winter
- **Schäden durch Kulturfehler:**
  - *Natrium chloratum* ist angezeigt bei Überdüngung von Freiland- und Zimmerpflanzen
  - Im Freiland versucht man, nährstoffarmen Boden durch Düngung auszugleichen und erreicht dadurch Versalzung
  - Bei Zimmerpflanzen werden oft zu kleine Töpfe gewählt; diesen „Mangel" versucht man ebenfalls, mit Düngung auszugleichen
- **Pflegefehler:**
  - Bei akuter Vernachlässigung von Pflanzen (→ *Ignatia*), z. B. bei schlechter Versorgung während des Umzugs, Urlaubs oder Überwinterung

Natrium sulphuricum (Glaubersalz, Natriumsulfat)

- **Spezielle Erkrankungen:**
  - Braunfäule nach Regen, der länger als 9 Stunden anhält
  - Kräusel-Krankheit durch feuchtes, schwülwarmes Wetter
  - Echter und Falscher Mehltau
  - Pilzbefall
- **Witterungsbedingte Schäden:**
  - Folgen von sehr feuchtem, warmem Wetter
  - Durch Nässe, Schwüle
  - Folgen von warmen, lange andauernden Regenperioden
  - Wetterwechsel von kalt zu warm, von kalt zu feuchtschwül
  - Schimmelbildung durch feucht-warmes Wetter

Nosoden

Aus den Schädlingen oder den befallenen Pflanzenteilen lässt sich eine Nosode herstellen:

- Schädlinge (z. B. Schnecken, Kartoffelkäfer) einsammeln, trocknen lassen und in Metallgefäß verbrennen
- 2–3 Teelöffel dieser Asche in 10 l Wasser einrühren, Pflanze damit gießen

Dieses Vorgehen ist auch bei Pflanzenerkrankungen mit den befallenen Blättern oder Ästen möglich (z. B. bei Braunfäule, Feuerbrand, Monilia, Pilzbefall, Rostkrankheiten)

Nux vomica (Brechnuss)

- **Konstitutionelle Merkmale:**
  - Zugluftempfindlichkeit
  - Stressanfällige Pflanzen (z. B. Kamelien, Mimosen)
- **Schädlinge:**
  - Varroa-Milben bei Bienen (evtl. ausgelöst durch Einsatz konventioneller Pflanzenschutzmittel in der Landwirtschaft)
  - **Spezielle Erkrankungen:**
  - Viruserkrankungen (→ *Gelsemium*, *Phosphorus* und evtl. *Thuja*)
- **Schäden durch Kulturfehler:**
  - Folgen von Umtopfen (= Stress für die Pflanze)
  - Vergiftungen durch Spritzmittel-Einsatz an der Pflanze selbst
- **Witterungsbedingte Schäden:**
  - Folgen von Blitzschlag – Verletzungen durch Blitzschlag
  - Folgen von Hagel – Verletzungen durch Hagel (Hagelschlag, verbunden mit Kälte in den Hagelkörnern, ist Stress für die Pflanze)
  - Folgen von Kälte im Wurzelbereich (gut in Berglagen einsetzbar)
  - Nach Wetterwechsel: von warmem zu kaltem Wetter

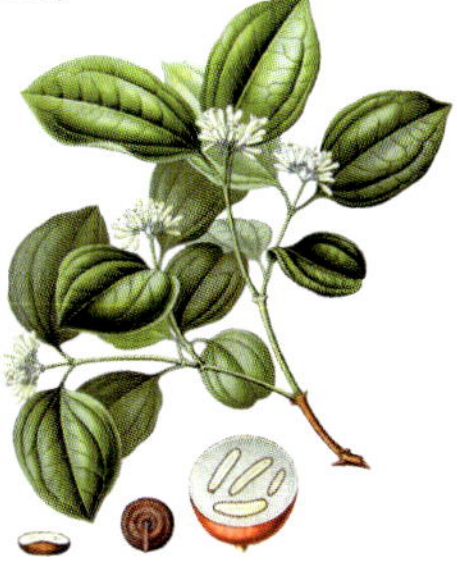

Petroleum (Steinöl, Bergöl)

- **Allgemeine Wirkung:**
  - Aufbaumittel bei geschwächten Pflanzen (sehr gut für hartlaubige Pflanzen geeignet)
- **Konstitutionelle Merkmale:**
  - Kälteempfindlichkeit
  - Zugluftempfindlichkeit
- **Schäden durch Kulturfehler:**
  - Folgen von zu wenig Licht
  - Nach schlecht überstandener Überwinterung der Pflanzen (zu dunkel, zu kalt)
  - Folgen von warmer, trockener Zimmerluft
- **Schädlinge:**
  - Schildläuse
  - Woll-Läuse
  - Schädlingsbefall hauptsächlich an hartlaubigen Gewächsen (z. B. Dipladenia, Kirschlorbeer, Lorbeer, Oleander, Orange, Philodendron, Zitrone)
- **Witterungsbedingte Schäden:**
  - Folgen von starker Kälte und Frost
  - Rissverletzungen durch starke Kälte

Phosphorus (Phosphor)

- **Allgemeine Wirkung:**
  - Sehr gutes Aufbaumittel, vor allem bei phos-phorarmen Böden
- **Witterungsbedingte Schäden:**
  - Folgen von Blitzschlag – Verletzungen durch Blitzschlag
  - Folgen von heftigen Gewittern
  - Folgen von Kälte
  - Sonnenbrand, verbrannt aussehende Blattspitzen
  - Viruserkrankungen (→ *Gelsemium*, *Nux vomica* und evtl. *Thuja*)

Psorinum (Krätze-Nosode)

- **Allgemeine Wirkung:**
  - Stärkende und aufbauende Wirkung. *Psorinum* ist angezeigt bei schlechtem Gedeihen und somit ein wichtiges Mittel bei sehr kümmerlichen Pflanzen
- **Konstitutionelle Merkmale:**
  - Krüppelwuchs
  - Minderwuchs
  - Zwergwuchs
- **Schädlinge:**
  - Insektenbefall an der Pflanze. Die Pflanze ist so schwach, dass sie z. T. mehrere Schädlinge gleichzeitig aufweist
- **Witterungsbedingte Schäden:**
  - Folgen von Frost
  - Folgen von Kälte

Pulsatilla (Küchenschelle)

- **Konstitutionelle Merkmale:**
  - *Pulsatilla* ist u. a. generell angezeigt bei „Ekelempfinden" vor der Nahrung – so auch bei Tieren, z. B. Bienen (→ Kap. 2.1). Dadurch

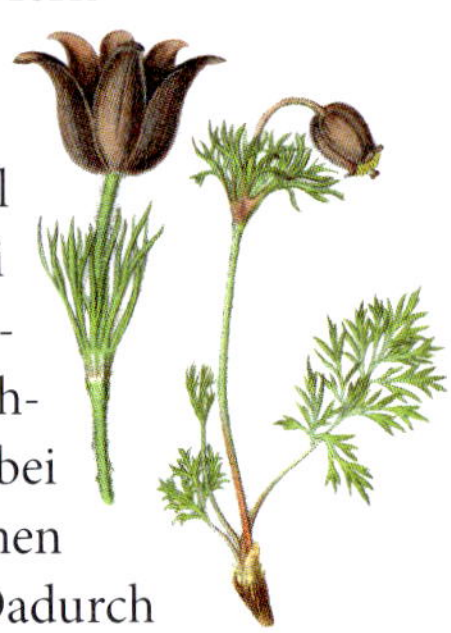

wird die Bestäubung verhindert, wodurch indirekt die Pflanzen geschädigt werden

- **Witterungsbedingte Schäden:**
  - Nässe-Stau (kaltes Regenwasser) im Wurzelbereich
  - Folgen von lange anhaltendem, kaltem Regen
  - Nach Wetterwechsel: von warmem zu kaltem Wetter
- **Schäden durch Kulturfehler:**
  - Folgen von Vergiftung durch Pflanzenschutzmittel
  - Vergiftungsfolgen nach Kupfer- und Schwefeldämpfen (Industriegebiete und Autoabgase)

Rhus toxicodendron (Giftsumach)

- **Konstitutionelle Merkmale:**
  - Zugluftempfindlichkeit
- **Spezielle Erkrankungen:**
  - Blattflecken-Krankheit
  - Feuerbrand
  - Pilzbefall
  - Sternrußtau (hauptsächlich an Rosen)
- **Witterungsbedingte Schäden:**
  - Folgen von feuchtem, nasskaltem Wetter
  - Wetterwechsel: Verschlimmerung von warmem zu kaltem Wetter

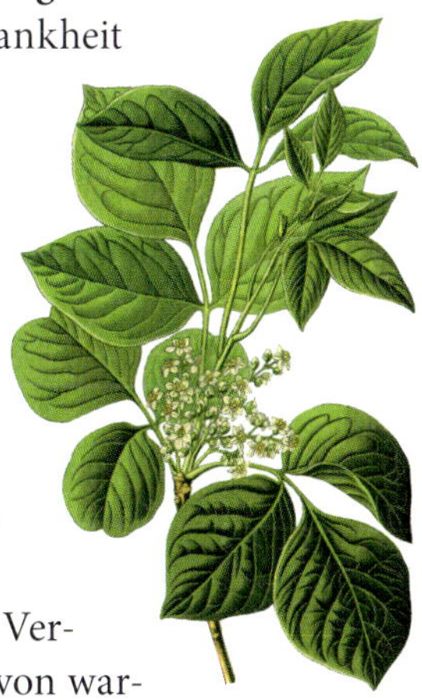

Silicea (Kieselerde)

- **Allgemeine Wirkung:**
  - Kräftigungsmittel für alle Pflanzen (wöchentlich 1-mal Wurzelbereich und Blätter begießen, bis die Pflanzen gut angewachsen sind und gesund aussehen)
  - Aufbau- und Kräftigungsmittel nach „überstandenem“ Feuerbrand oder Monilia
  - Verhindert Pflanzenkrankheiten und Schädlingsbefall durch Kräftigung des Zellgewebes von Pflanzen
- **Konstitutionelle Merkmale:**
  - Minderwuchs
  - Zugluftempfindlichkeit
  - Zwergwuchs
- **Schädlinge:**
  - Durch Kräftigung der Pflanze wirkt *Silicea* gegen Schädlinge aller Art
- **Schäden durch Kulturfehler:**
  - Vergiftungen durch Spritzmittel, um die Pflanze wieder aufzubauen
  - Vergiftungen durch Säuren, zum anschließenden Aufbau der Pflanze
- **Witterungsbedingte Schäden:**
  - Folgen von Kälte, nasskaltem Wetter
  - Folgen von kalter Staunässe im Wurzelbereich
  - Folgen von Wärme- und Hitzeschäden, zur anschließenden Regeneration der Pflanze
  - Nach Wetterwechsel: Verschlimmerung von warmem zu kaltem Wetter
- **Pflegefehler:**
  - Vernachlässigung von Pflanzen

Solidago (Goldrute)

- **Allgemeine Wirkung:**
  - Zur Kräftigung von Pflanzen; stellt das Gleichgewicht im Wasserhaushalt der Pflanze wieder her. *Solidago* könnte als „Drainagemittel" sinnvoll sein, leider wurde es bisher noch nicht versucht
- **Spezielle Erkrankungen:**
  - Besonders geeignet bei Pilz-Krankheiten mit schwarz werdenden Blättern

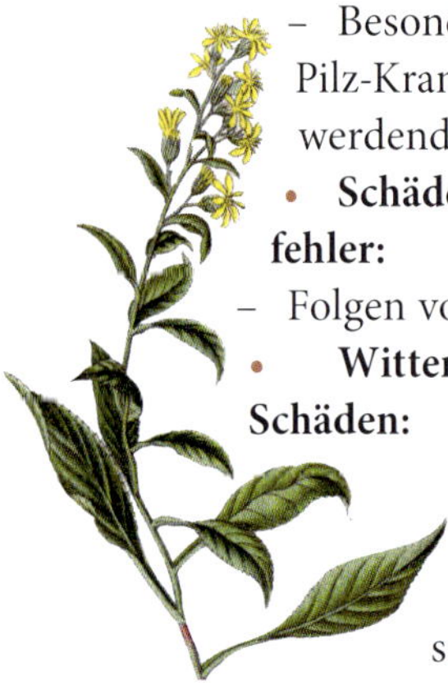

- **Schäden durch Kulturfehler:**
  - Folgen von Überdüngung
- **Witterungsbedingte Schäden:**
  - Folgen von Nässe- und Kälteperioden
  - Folgen von Versalzung

Staphisagria (Stephanskraut)

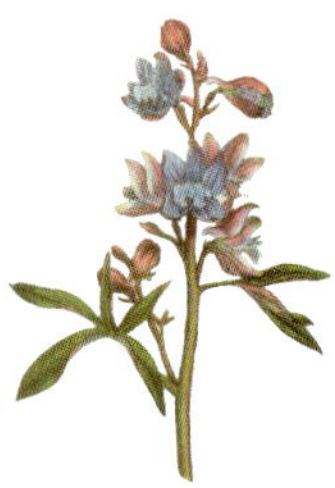

- **Schädlinge:**
  - Läusebefall
  - Schädlingsbefall, allgemein
- **Schäden durch Kulturfehler:**
  - Folgen von Baum- und Strauchschnitt, „Schnittwunden" an Pflanzen
  - Folgen von Verletzungen, allgemein

Sulphur (Schwefelblüte)

- **Allgemeine Wirkung:**
  - Pflanzen benötigen viel Wasser, sie sind „sehr durstig". Die Wasseraufnahme findet nach einer *Sulphur*-Gabe leichter statt, dadurch erholt sich die Pflanze und wird kräftiger
  - Aufbaumittel nach überstandenem Pflanzenkrebs
- **Spezielle Erkrankungen:**
  - Echter und Falscher Mehltau
  - Pilzerkrankungen
- **Schädlinge:**
  - Insektenbefall; hilft gegen alles, was so „kreucht und fleucht"
- **Schäden durch Kulturfehler:**
  - Vergiftungen durch Spritzmittel
- **Witterungsbedingte Schäden:**
  - Folgen von Staunässe
  - Folgen von Wärme- und Hitzeschäden – Wassermangel
  - Nach Wetterwechsel: Verschlimmerung von kaltem zu warmem Wetter
- **Pflegefehler:**
  - Vernachlässigung von Pflanzen

Thuja (Lebensbaum)

- **Allgemeine Wirkung:**
  - Wenn das Frühjahr oder der Sommer sehr feucht und kalt sind, kann *Thuja* die Pflanzen vorbeugend schützen
- **Spezielle Erkrankungen:**
  - Blattflecken-Krankheit
  - Braunfäule

- Echter und Falscher Mehltau
- Kräusel-Krankheit
- Krebs
- Monilia (Spitzendürre, Fruchtfäule)
- Pilzerkrankungen
- Bei Viruserkrankungen mit warzenartigen Auswüchsen könnte die Anwendung sinnvoll sein. Versuche stehen noch aus (→ *Gelsemium*, *Nux vomica* und *Phosphorus*)

- **Witterungsbedingte Schäden:**
  - Folgen von Kälte und Nässe
  - Folgen von langanhaltendem Regen, Nässestau
  - Pilzerkrankungen durch kaltnebeliges Wetter, sehr gut auch für Berglagen
  - Pilzerkrankungen durch Wärme- und Hitzeschaden

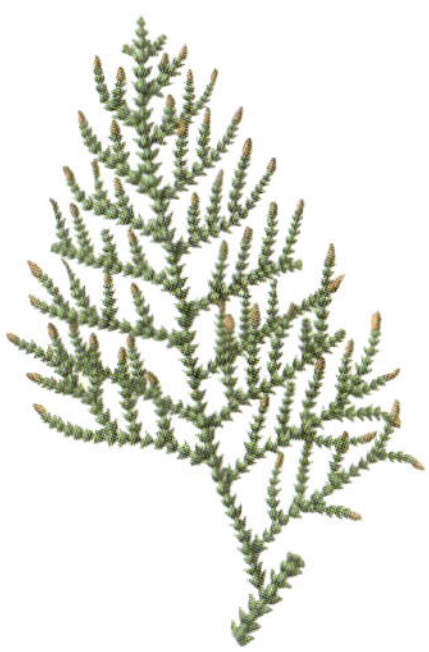

X-Ray (Röntgenstrahlung)

- **Allgemeine Wirkung:**
  - *X-Ray* hat auf Bäume und Sträucher eine aufbauende Wirkung nach Schäden durch Mobilfunk-Strahlung
- **Spezielle Erkrankungen:**
  - Durch die Schädigung des Zellgewebes infolge von Mobilfunk (= verbrennungsähnliche Schäden) werden Pflanzen geschwächt
  - Schwache Pflanzen werden häufig von verschiedenen Schädlingen befallen (z. B. Miniermotte an Kastanien). Die Blätter bekommen verfrühte Herbstfärbung und fallen vorzeitig ab. Die Äste werden dürr, sterben ab

Zincum metallicum (Metallisches Zink)

- **Allgemeine Wirkung:**
  - *Zincum* ist angezeigt bei kraftlosen Pflanzen, wirkt aufbauend und stärkend
- **Konstitutionelle Merkmale:**
  - Zugluftempfindlichkeit
- **Witterungsbedingte Schäden:**
  - Folgen von Kälteeinbruch
  - Folgen von lange anhaltender Kälte

5.2 Arzneimittel für besondere Gegebenheiten

Causticum (Ätzkalk)

- Folgen von Bleivergiftung
- Für Gärten, die an vielbefahrenen Straßen oder in Industriegebieten liegen

Kalium iodatum (Kaliumiodid)

- Folgen von radioaktiver Verstrahlung
- Folgen von Mobilfunkstrahlung (→ Kap. 4.2)

Kalium phosphoricum (Kaliumphosphat)

Als Aufbau- und Stärkungsmittel ist *Kalium phosphoricum* das Mittel der Wahl bei Vergiftungen durch Schwefelwasserstoff (Ölheizungen, Autoabgase)

Magnesium chloratum (= Magnesium muriaticum) (Salzsaure Bittererde)

- Pflanzen in Meeresnähe, die bei hohem Salzgehalt im Boden oder in der Luft nicht richtig gedeihen. Die Pflanzen verkümmern, weil sich zu viel Salz im Boden anreichert. (Potenz C 30)
- *Magnesium chloratum* ist auch sehr hilfreich in Weinbergen, die am Meer liegen. Außerdem bei Salzwiesen

EXKURS

Salzwiesen gibt es nicht nur an der Nordsee (Marschen), sondern überall auf der Welt. Auch in Wüstennähe entwickelt sich eine Übersalzung von Böden. Die Übersalzung ist nicht nur eine Folge des salzhaltigen Meerwassers oder des Absinkens des Grundwasserspiegels. Sie kann sich auch durch Kunstdünger oder durch künstliche Bewässerung entwickeln.

Natrium chloratum (= Natrium muriaticum)

- **Allgemeine Wirkung:**
  - Stärkungsmittel für Pflanzen in versalzten Böden. Ein sehr gutes Präparat bei Versalzung des Bodens, z. B. durch Grundwasser sowohl in Meeresnähe oder in der Nähe salzhaltiger Flüsse als auch im Binnenland. Durch die Versalzung ist das Wasseraufnahmevermögen der Pflanze gehemmt. Sobald die Bodensalzkonzentration höher liegt als die in der Pflanze, stirbt die Pflanze unweigerlich ab. Potenz: C 30
- **Spezielle Erkrankungen:**
  - Zu hohe Salzkonzentrationen führen zu Verbrennungen an der Pflanze. Außerdem sind die Pflanzen z. T. verkümmert und Schädlingsbefall ist an schwachen Pflanzen häufig vorprogrammiert

- **Schäden durch Kulturfehler:**
  - Intensive Bewässerung kann zu einer künstlichen Versalzung führen (z.B. im Reisanbau). Zudem können Düngemittel und Streusalz eine Versalzung des Bodens verursachen
- **Witterungsbedingte Schäden:**
  - Regen oder salzhaltige Luft in Meeresnähe führt den Böden Salze zu

Phosphorus (Phosphor)

- **Allgemeine Wirkung:** Stärkungsmittel für phosphorarme Böden
- **Witterungsbedingte Schäden:**
  - Salzgehalt in der Luft sehr hoch (Meeresnähe)
  - Blitzschlag-Folgen (Verletzungen durch Blitzschlag)

Pulsatilla (Küchenschelle)

- **Allgemeine Wirkung:**
  - Wirkt ausgleichend bei Vergiftungen
- **Konstitutionelle Merkmale:**
  - Kälte- und Nässe-Empfindlichkeit
- **Schäden durch Kulturfehler:**
  - Folgen von Vergiftung durch Pflanzenschutzmittel
  - Vergiftungsfolgen nach Kupfer- und Schwefeldämpfen (Industriegebiete und Autoabgase)

Solidago (Goldrute)

Ein Versuch: Nach Natrium muriaticum könnte *Solidago* auf salzhaltigen Böden m. E. gut als Drainagemittel wirken, da es das Gleichgewicht im Wasserhaushalt der Pflanze wiederherstellen kann (wurde allerdings noch nicht getestet)

Sulphuricum acidum (Schwefelsäure)

- **Konstitutionelle Merkmale:**
  - Kälteempfindlichkeit
- **Schäden durch Kulturfehler:**
  - Folgen von Autoabgasen und Smog, Bleivergiftung/Industrie-Dämpfen
  - Folgen von Ölregen (schwarzer Regen mit ätzenden Bestandteilen)
  - Schwaches Wachstum durch Abgase (Autoabgase, Bleivergiftung, Smog, Ölregen)

Sulphuricum iodatum (Schwefeliodid)

- Vergiftungen durch Autoabgase, Ölheizungen
- Für Gärten, die neben vielbefahrenen Straßen liegen

X-Ray (Röntgenstrahlung)

- **Allgemeine Wirkung:**
  - Wirkt aufbauend und stärkend, wenn Gehölze (Bäume) durch Mobilfunk geschädigt sind
- **Schäden durch Umwelt/Immissionen:**
  - Folgen von Mobilfunk

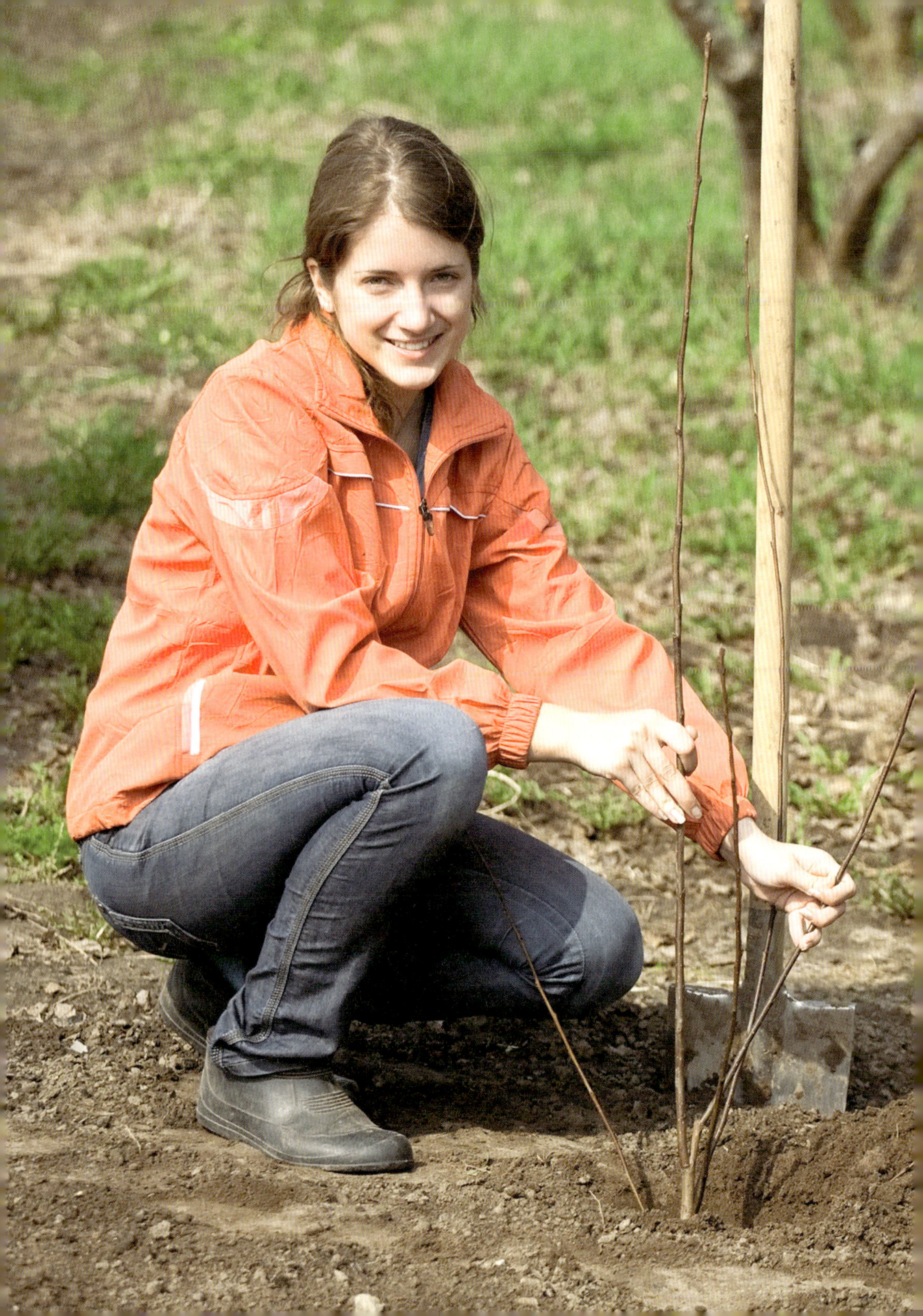

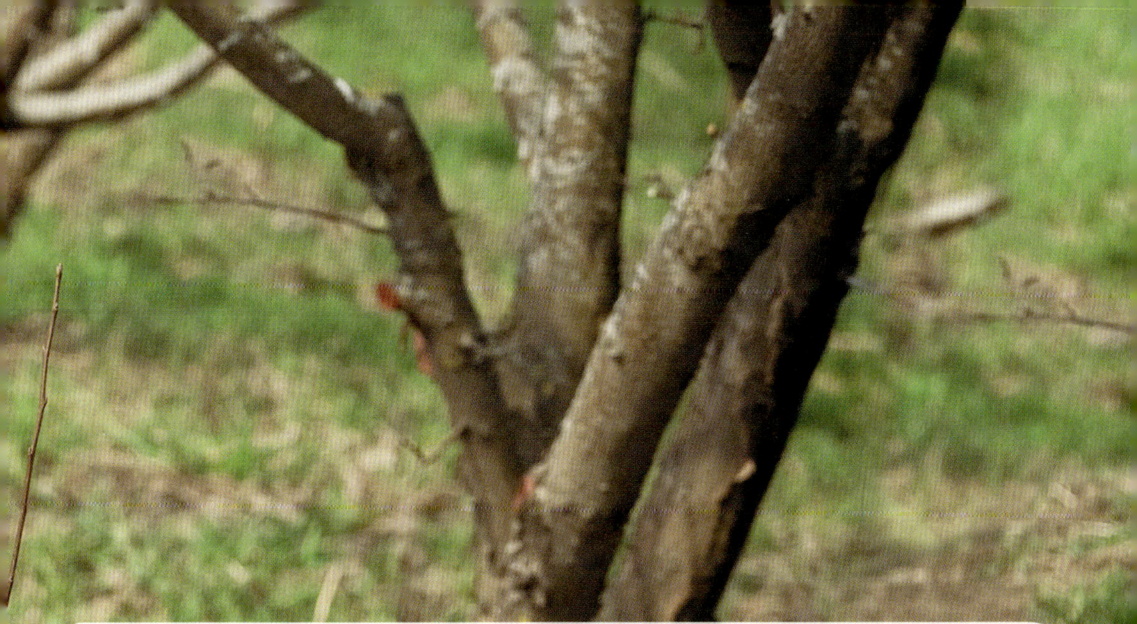

Anhang

I Modalitätentabelle

Die Modalitätentabelle erlaubt Ihnen, sicher und schnell die in Frage kommenden homöopathischen Arzneimittel zu bestimmen. Sie ordnet

Homöopathisches Arzneimittel / Ursache/Auslöser für Erkrankung der Pflanze	Aconitum	Anthracinum	Arnica	Arsenicum alb.	Belladonna	Calcium carb.	Calendula	Camphora	Cantharis	Carbo veg.	Carcinosinum	Causticum	China	Cimicifuga	Cuprum met.	Dulcamara	Gelsemium	Helix tosta	Ignatia	Kalium iod.	Kalium phos.	Lycopodium
Abgase												X									X	
Blitzschlag / Braunfäule										X					X							
Feuerbrand		X		X					X			X	X		X							
Frost / Frostschäden	X				X					X												
Kälte	X				X	X		X		X					X				X			
Kälte und Nässe					X									X		X						
Kräusel-Krankheit / Krebs										X	X											
Mehltau															X							
Mobilfunk																				X		X
Monilia										X	X											
Pilzbefall								X		X	X	X			X							X
Regen, lange anhaltend / Nässestau					X										X	X				X		
Schädlinge								X						X	X							
Schneckenabwehr																		X				
Schwäche- u. Aufbaumittel / Riesenwuchs / Verkrüppelung / Zwergwuchs			X	X	X	X	X			X	X		X		X				X	X	X	X
Spritzmittel / Vergiftungen allgemein				X						X		X									X	
Sternrußtau / Blattrost / Blattflecken-Krankheit																						X
Stress / Umtopfen / Verletzungen / Versetzen	X		X				X										X					
Vernachlässigung / schlechte Pflege / Viruserkrankungen																	X		X			
Wärme / Hitzeschaden / Sonnenbrand	X				X			X	X			X	X				X		X			
Wärme und Nässe / Schwüle																						
Wärme und Trockenheit				X	X							X	X									

die Ursachen / Auslöser (hier: „Folgen von" oder „Verschlimmerung durch") den speziellen Arzneimitteln zu.
Bitte vor Gebrauch die Modalitätentabelle kopieren, denn Sie benötigen für jedes zukünftige Pflanzenproblem eine unbenutzte Tabelle.

Magnesium carb.	Magnesium chlor.	Magnesium phos.	Natrium carb.	Natrium chlor.	Natrium sulph.	Nosode	Nux vomica	Petroleum	Phosphor	Psorinum	Pulsatilla	Rhus tox.	Silicea	Solidago	Staphisagria	Sulphur	Sulphuricum acid.	Sulphuricum iod.	Thuja	X-Ray	Zincum met.	Homöopathisches Arzneimittel / Ursache/ Auslöser für Erkrankung der Pflanze
											x						x	x				**Abgase**
					x	x	x		x										x			Blitzschlag / Braunfäule
						x						x										**Feuerbrand**
								x		x											x	Frost / Frostschäden
	x	x					x	x	x	x	x	x	x				x				x	**Kälte**
		x									x	x	x	x					x			Kälte und Nässe
					x	x										x			x			**Kräusel-Krankheit / Krebs**
					x	x							x			x			x			Mehltau
																				x		**Mobilfunk**
						x													x			Monilia
					x	x						x	x	x		x			x			**Pilzbefall**
					x						x	x	x	x		x			x			Regen, lange anhaltend / Nässestau
				x		x		x		x			x		x	x						**Schädlinge**
						x																Schneckenabwehr
x	x	x	x	x				x	x	x			x	x		x				x	x	**Schwäche- u. Aufbaumittel / Riesenwuchs / Verkrüppelung / Zwergwuchs**
							x				x		x			x	x	x				Spritzmittel / Vergiftungen allgemein
						x						x							x			**Sternrußtau / Blattrost / Blattflecken-Krankheit**
							x	x	x						x							Stress / Umtopfen / Verletzungen / Versetzen
				x			x		x				x			x			x			**Vernachlässigung / schlechte Pflege / Viruserkrankungen**
			x	x					x				x			x						Wärme / Hitzeschaden / Sonnenbrand
					x														x			**Wärme und Nässe / Schwüle**
																x						Wärme und Trockenheit

EXKURS

Übungsbeispiel:

Pilzbefall – was tun?

Die Blätter Ihrer Pflanze weisen Pilzbefall auf. (Sie wissen allerdings nicht, um welchen Pilz es sich handelt). In den letzten Wochen war es sehr heiß. Sie gehen folgendermaßen vor.

Ursachenliste

In der Ursachenliste wählen Sie:

- Pilzbefall
- Wärme / Hitzeschaden / Sonnenbrand
- Wärme und Trockenheit
- Sie schauen sich die Arzneimittel an und markieren diese Kreuzchen farbig. (Ein Lineal ist dabei eine große Hilfe.)
- Unter Pilzbefall stehen 11 Arzneimittel.
- Unter Wärme/Hitzeschaden/Sonnenbrand stehen 12 Arzneimittel.
- Unter Wärme und Trockenheit stehen 5 Arzneimittel.
- Nun benutzen Sie ihr Lineal senkrecht. Sie sehen, dass *Belladonna* und *China* 2 farbige Kreuzchen aufweisen. Bei *Causticum* und *Sulphur* konnten Sie 3 Kreuzchen markieren.

Vergleich der Arzneimittel

Nun vergleichen Sie die vier Arzneimittel *Belladonna*, *Causticum*, *China* und *Sulphur* untereinander (→ Arzneimittelbeschreibungen Kap. 5):

- *Belladonna* ist angezeigt bei Folgen von Hitzeschäden, zeigt jedoch keine spezielle Wirkung bei Pilzbefall.
- *Causticum* eignet sich für die Behandlung bei Folgen von Hitze und Trockenheit sowie bei Pilzbefall an der Schnittstelle nach Baum- und Strauchschnitt.
- *China* wird ebenfalls eingesetzt bei Folgen von Hitze und Trockenheit, es kann gegen Feuerbrand hilfreich sein, zeigt jedoch keine spezielle Wirkung bei Pilzbefall.

- *Sulphur* ist angezeigt bei Folgen von Wärme- und Hitzeschäden und Pilzerkrankungen sowie bei Echtem und Falschem Mehltau.

Da *Sulphur* alle Kriterien erfüllt, entscheiden Sie sich für *Sulphur* C 200.

II Behandlungsbeispiele für das Frühjahr

Baum-, Strauch-, Rückschnitt

Gesunde Pflanze

- Wenn Sie eine gesunde Pflanze vor sich haben, nehmen Sie vorbeugend nach dem **Pflanzenrückschnitt** 6–8 Globuli **Arnica C 200** in 150 ml Wasser.
- Mit Plastik-, Porzellan- oder Holzlöffel zerdrücken. Kräftig rühren. Ca. ⅓ dieser Wasser-Arznei-Mischung in eine 10 l Plastik-Gießkanne voll Wasser geben, kräftig umrühren. Über die Pflanzen und ans Erdreich gießen.
- Mit den restlichen ⅔ der Mischung gleich verfahren. (Ich drittle die Wasser-Arznei-Mischung, weil ich nicht so schwere Gießkannen tragen will. Sie können natürlich auch die 150 ml Wasser-Arznei-Mischung gleich in 30 l Wasser einrühren). Anschließend Gießbehälter immer gut reinigen.

Nach dem Frühjahrs-Pflanzenrückschnitt und der Arznei-Gabe lassen Sie das Mittel eine Woche lang auswirken.

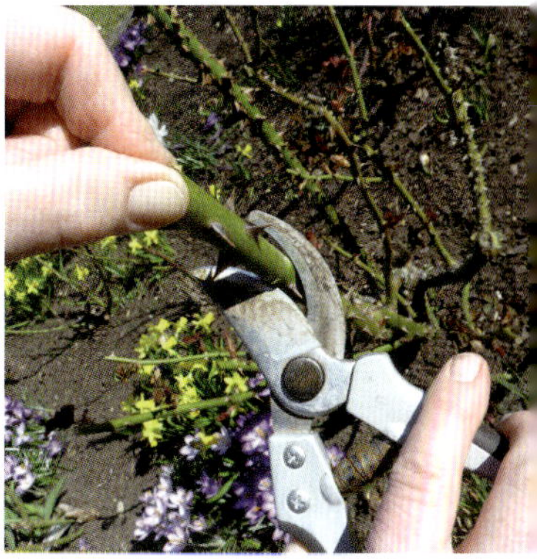

Abb. II.1: Rosen erhalten nach dem Rückschnitt im Frühjahr vorbeugend *Arnica*.

Schwächelnde Pflanze

- Wenn Ihre Pflanze nach dem Rückschnitt „schwächelt" und *Arnica* C 200 nicht deutlich bessert, nehmen Sie 6–8 Globuli **Staphisagria C 200** (Folge von Schnittverletzungen).
- Sollte die **Rinde** Ihrer Pflanze nach dem **Rückschnitt Risse** aufweisen, verrühren Sie 6–8 Globuli **Calendula C 30** und verfahren, wie oben angegeben.

Von Schädlingen befallene Pflanze

Wenn Ihre Pflanze bereits im zeitigen Frühjahr zu Schädlingsbefall neigt, nehmen Sie nach dem Rückschnitt 6–8 Globuli **Staphisagria C 200**, in der oben angegebenen Dosierung.

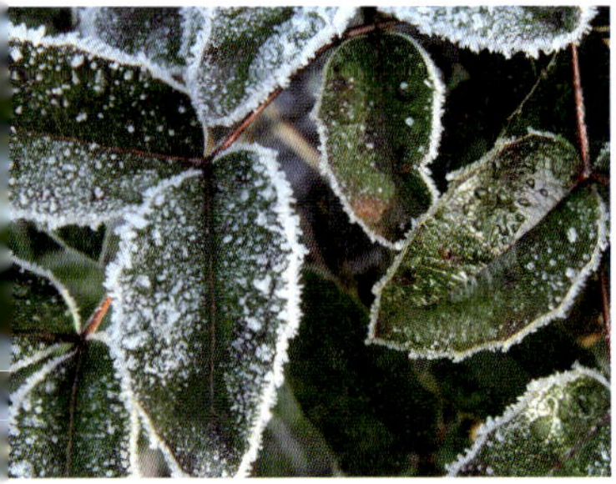

Abb. II.2: Pflanzen zeigen Schäden nach starkem Frost

Frost und Frostschäden

- Wenn Ihre Pflanze nach **kalten, trockenen Nordwinden** oder **extremem Frost** sehr schnell braune bis graue Stellen an den Blättern zeigt, die sich einkräuseln, nehmen Sie 6–8 Globuli **Aconitum C 200** (oder **Psorinum C 200**).
- Mit der aufbereiteten Lösung (→ oben) an frostfreien Tagen das Erdreich begießen.
- Frost- und Wintersonne-Schäden können gut verhindert werden, wenn man nach Frösten an hellen, frostfreien Tagen vormittags zuerst mit **Aconitum C 200** das Erdreich begießt und eine Woche später **Belladonna C 200** ausbringt. Das verhindert Schäden an den Leitungsbahnen der Pflanzen. Diese Schäden sind Eintrittspforten für Krankheiten. Außerdem sind geschwächte Pflanzen anfälliger gegen Schädlingsbefall.

Aufbau und Stärkung von Pflanzen

- Im zeitigen Frühjahr geben Sie zur Kräftigung Ihrer Pflanzen vorbeugend **Silicea C 30**, 6–8 Globuli (→ Dosierung oben).
- Begießen Sie das Erdreich, bei Bäumen und Sträuchern auch den Stamm. Möglichst nicht die Blätter begießen, falls Fröste oder Nachtfrost drohen.

Wärme und Hitzeschaden / Sonnenbrand

Unsere Kübelpflanzen haben häufig schwierige Bedingungen während der Überwinterung. Nicht jeder Pflanzenliebhaber verfügt über eine helle, kühle, frostsichere Überwinterungsmöglichkeit. Oft stehen die Pflanzen im Keller, wo sie gerade eben überleben. Sobald sie dann ins Freie kommen, erleiden sie eine Art Schock. Sie werden umgetopft, stehen in der Sonne und bekommen „Sonnenbrand", der sich in hell verfärbten, ausgelaugt aussehenden Blättern äußern kann, z. T. auch mit „Blasenbildung".

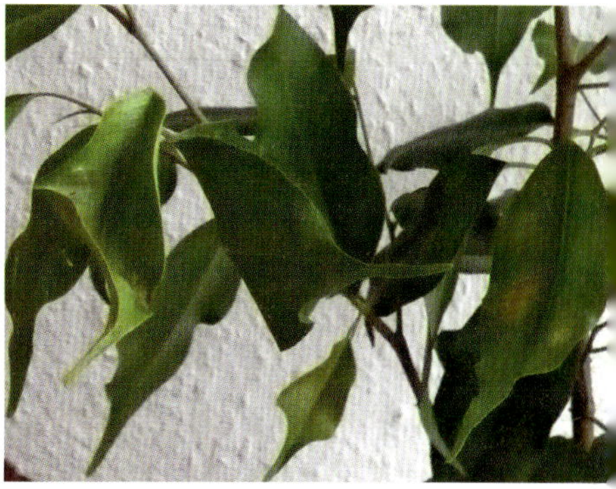

Abb. II.3: Ficus mit „Sonnenbrand"

- Wenn Ihre Pflanze nach kalten Nächten und nachfolgender Hitze (oder direkter Sonnenbestrahlung) Sonnenbrand bekommt, ist es empfehlenswert, mit **Aconitum C 200** (6–8 Globuli auf 30 l Wasser) zu beginnen. Begießen sie an frostfreien Tagen die Pflanze und das Erdreich. Warten Sie nach der *Aconitum* C 200-Gabe eine Woche, lassen Sie das Mittel auswirken.
- Falls keinerlei Besserung sichtbar wird und die Blätter rötlich verfärbt sind durch intensive Sonneneinstrahlung im Frühling, begießen Sie Ihre Pflanze an frostfreien Tagen mit **Belladonna C 200** (6–8 Globuli, Dosierung → oben).
- Trockene Äste zurückschneiden, kranke Blätter entfernen. Nach dem Rückschnitt wird u. U. **Arnica C 200** (oder *Calendula* C 30 oder *Staphisagria* C 200) benötigt.

Regen, lang anhaltender

- *Belladonna, Cuprum, Dulcamara, Kalium iodatum, Natrium sulphuricum, Pulsatilla, Rhus toxicodendron, Silicea, Solidago, Sulphur* und *Thuja* sind diejenigen Arzneimittel, die angezeigt sind für die Folgen von lange anhaltendem Regen oder auch Nässestau im Wurzelbereich.
- In Kapitel 4.2 („Schäden durch witterungsbedingte Einflüsse" oder „Folgen von") sind die einzelnen Hauptarzneien differenziert aufgeführt. Vergleichen Sie die Arzneimittel anschließend untereinander in den Arzneimittelbeschreibungen (Materia medica → Kap. 5) und entscheiden Sie dann nach Ihrem individuellen Pflanzenproblem.
- Zur Dosierung und Anwendung bei **Regenperioden** (→ Kap. 4.2).

III Behandlungsbeispiel für Krebserkrankungen bei Gehölzen

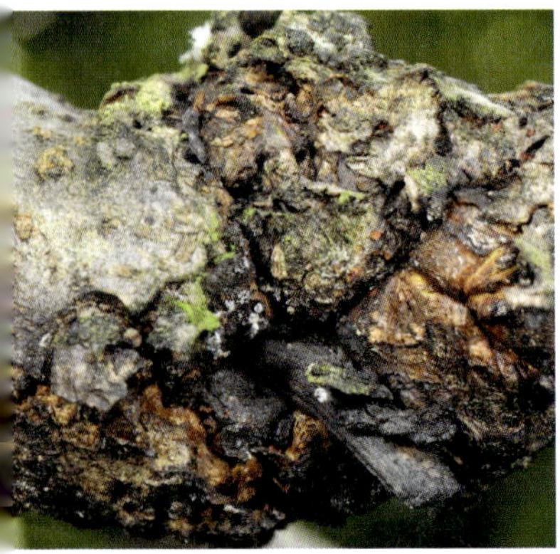

Abb. III.1: Krebserkrankung am Gehölz

Zur Dosierung und Anwendung von C-Potenzen (→ Kap. 1.3).

- Nach dem Baumschnitt reicht i.d.R. **Arnica C 200** (6–8 Globuli auf 30 l Wasser). Wundverschluss ist nicht unbedingt nötig, nur bei sehr großen Wundstellen, nach der homöopathischen Behandlung. Bei Pflanzenkrebs bitte großzügig beschneiden.
- Am nächsten Tag übergießen Sie den Stamm, das umgebende Erdreich und die Schnittstellen mit **Staphisagria C 200**, 6–8 Globuli auf 30 l Wasser.
- Einen Tag später verwenden Sie **Carbo vegetabilis C 30**, (6–8 Globuli auf 30 l Wasser), wie oben.
- Dann 3 Tage warten, wirken lassen. Anschließend setzen Sie **Thuja C 30** (6–8 Globuli auf 30 l Wasser) ein. Sie übergießen erneut den Stamm, die umgebende Erde und wenn möglich, auch die Blätter gießen, sprühen oder spritzen.

- Nach 7 Tagen Wartezeit 1-mal wöchentlich **Carcinosinum C 30** (6–8 Globuli auf 30 l Wasser) einsetzen. Anwendung wie bei *Thuja* C 30.
- Nach weiteren 7 Tagen Wartezeit wird wieder zu **Thuja C 30** gewechselt, nach weiteren 7 Tagen wieder zu **Carcinosinum C 30**. Diesen Wechsel zwischen *Thuja* C 30 und *Carcinosinum* C 30 1-mal wöchentlich in der gleichen Art und Weise wiederholen. Dauer: ca. 4–6 Wochen lang.
- Wenn sich das Gehölz sichtbar erholt hat, verwenden Sie zum Abschluss der Behandlung **Sulphur C 200**, 6–8 Globuli auf 30 l Wasser.

IV Grundausstattung für eine homöopathische Gartenapotheke

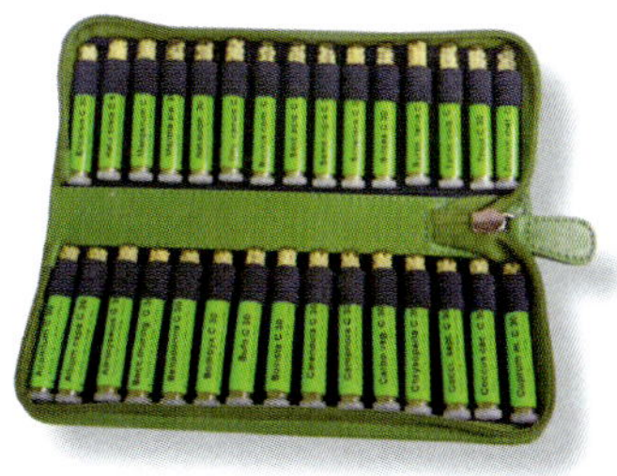

Homöopathische Taschenapotheke

Die in diesem Buch angegebenen homöopathischen Präparate sind für die Anwendung an Pflanzen und Boden geeignet. Sie erhalten diese als 30er oder 48er Set oder als Einzelmittel. Außerdem sind spezielle Sets z. B. für Balkon- und Zimmerpflanzen oder für die Behandlung von Rosen erhältlich.

Bezugsquelle: Narayana Verlag, www.narayana-verlag.de (→ Anhang Kap. VII).

Angegeben sind die homöopathischen Präparate in den jeweiligen Potenzen. Falls Sie mit der homöopathischen Behandlung Ihrer Pflanzen beginnen möchten, ist es zunächst ausreichend, wenn Sie die folgenden, häufig benötigten 30 Präparate zur Hand haben.

Häufig benötigte homöopathische Präparate für Pflanze und Boden

- Aconitum C 200
- Arnica C 200
- Arsenicum album C 200
- Belladonna C 200

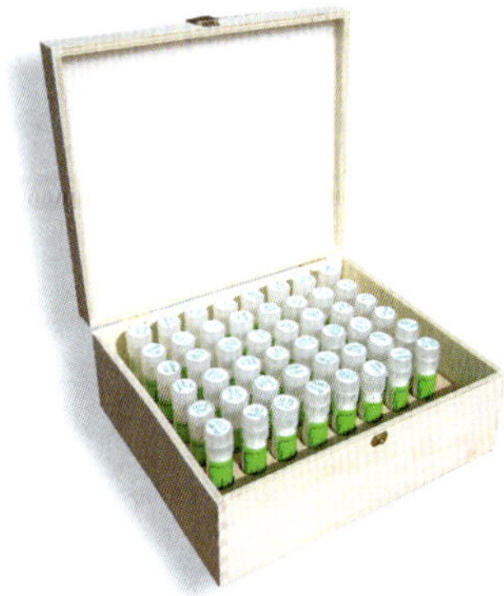

Homöopathische Garten-apotheke im Holzkasten

- Calcium carbonicum D 6
- Calendula C 30
- Camphora C 30
- Cantharis C 30
- Carbo vegetabilis C 30
- Carcinosinum C 30
- Causticum C 30
- China C 200
- Cimicifuga C 30
- Cuprum metallicum C 30
- Helix tosta D 6
- Ignatia C 30
- Magnesium phosphoricum D 6
- Natrium sulphuricum C 30
- Nux vomica C 30
- Petroleum C 30
- Phosphor C 200
- Psorinum C 200
- Psorinum C 1000
- Pulsatilla C 30
- Rhus toxicodendron C 30
- Rhus toxicodendron C 200
- Silicea C 200
- Staphisagria C 200
- Sulphur C 200
- Thuja C 30
- Thuja C 200

» Es ist möglich, die homöopathischen Präparate einzeln zu bestellen.
Es gibt verschiedene Sets, wie z. B. mit 5, 14, 30 oder 48 Präparaten. Die einzelnen Sets können auch individuell zusammengestellt werden.

Weniger häufig benötigte Arzneien

Um Arzneimittel für spezielle Behandlungsanlässe zur Verfügung zu haben, sind folgende Mittel hilfreich:

- Anthracinum C 200
- Anthracinum C 1000
- Dulcamara C 30
- Gelsemium C 200
- Helix tosta D 6
- Kalium iodatum C 30
- Kalium phosphoricum D 6
- Kalium phosphoricum C 30
- Lycopodium C 30
- Magnesium carbonicum D 6
- Magnesium chloratum (= Magnesium muriaticum) D 6
- Natrium carbonicum C 30
- Natrium chloratum (= Natrium muriaticum) C 30
- Solidago C 30
- Sulphuricum acidum C 30
- Sulphuricum iodatum C 30
- X-Ray C 30
- Zincum metallicum C 30

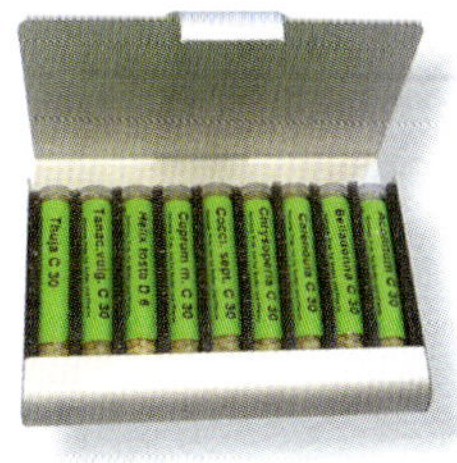

Homöopathische Taschenapotheke (Aluminium-Box zur individuellen Zusammenstellung)

Zimmerpflanzen-Set

- Arnica C 200
- Carbo-vegetabilis C 30
- Cimicifuga C 30
- Ignatia C 30
- Petroleum C 30
- Psorinum C 200
- Silicea C 200
- Sulphur C 200
- Thuja C 30

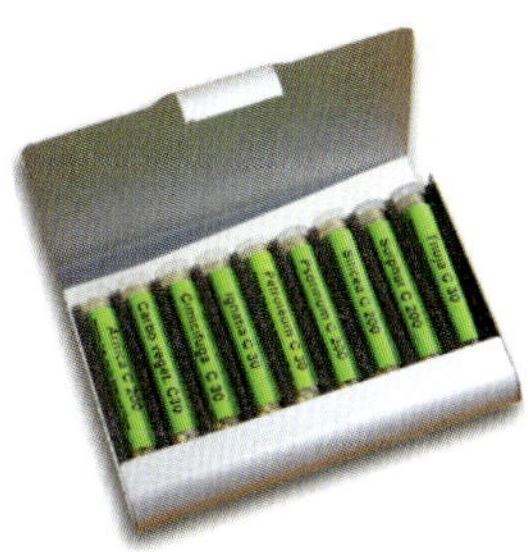

Zimmerpflanzen-Set

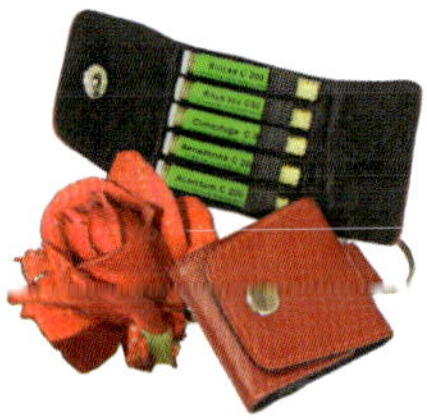

Rosen-Set

Rosen-Set

- Aconitum C 200
- Belladonna C 200
- Cimicifuga C 30
- Rhus toxicodendron C 30
- Silicea C 200

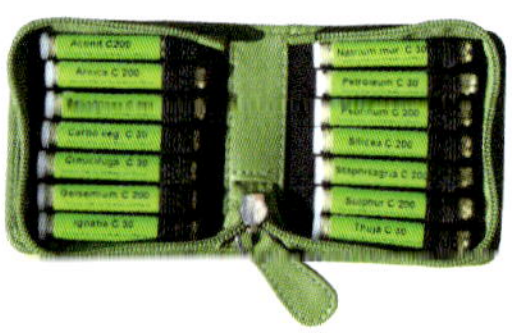

Zimmer- und Balkonpflanzen-Set

Einsteigerset für Garten, Zimmer- und Balkonpflanzen

- Aconitum C 200
- Arnica C 200
- Belladonna C 200
- Cimicifuga C 30
- Helix tosta D 6
- Ignatia C 30
- Natrium sulphuricum C 30
- Petroleum C 30
- Psorinum C 200
- Rhus toxicodendron C 30
- Silicea C 200
- Staphisagria C 200
- Sulphur C 200
- Thuja C 30

V Kopiervorlage: eigene Anwendungen

Mit Hilfe dieser Kopiervorlage können Sie Buch führen über die homöopathische Behandlung. Notieren Sie, welche Arznei Sie für welche Pflanzenerkrankung eingesetzt haben und wie diese dann wirkte (oder nicht). Das hilft Ihnen im Folgejahr deutlich weiter. Und: Sie bekommen Routine, lernen die homöopathischen Arzneien kennen und wissen diese im Laufe der Zeit immer besser einzusetzen. So werden Sie vom Laien zum fundierten Kenner und Pflanzendoktor. Es macht auf jeden Fall viel Spaß und Freude und ist unglaublich interessant.

Datum	Pflanzenzustand	Mittel-gabe	Datum	Pflanzenzustand nach Mittelgabe

VI Literaturverzeichnis

Bücher

Madaus G.: Lehrbuch der biologischen Heilmittel. Hildesheim: Georg Olms; 1938

Murphy R.: Klinische Materia Medica. Kandern: Narayana; 2008

Seideneder A.: Mitteldetails der homöopathischen Arzneimittel. Kandern: Narayana Verlag; 1997

Föger H.: Mondwissen. München: Ludwig; 2002

Hensel W., Becker J.: Wellness im eigenen Garten. Bath (UK): Paragon Book; o.J.

Brickell C.: DuMont's Große Garten-Enzyklopädie. Köln: Du Mont; 1998

Körner S., Scarman J.: Rosen für die Sinne. München: Gräfe & Unzer; 2001

Paungger J., Thomas Poppe T.: Vom richtigen Zeitpunkt. München: Hugendubel; 1995

Mayer J. G., Uehlecke B.: Das große Handbuch der Klosterheilkunde. München: Zabert-Sandmann; 2005

Gösswald K. Unsere Ameisen. Stuttgart: Kosmos, 1955

Bellmann H. Bienen, Wespen, Ameisen – Kosmos Naturführer. 2. A. Stuttgart: Kosmos, 2005

Bellmann H. Der neue Schmetterlingsführer. Stuttgart: Kosmos 2009

Zeitschriften

Kraut & Rüben, Deutscher Landwirtschaftsverlag GmbH, München

Land-Idee, LandIdeeverlag GmbH, München-Ismaning

Land-Lust, Landwirtschaftsverlag GmbH, Münster

Liebes Land, Hannes Scholten-Verlag GmbH & Co. KG, Stuttgart

VII Bezugsquellen und Forum

Gartenapotheke und homöopathische Einzelpräparate für Boden und Pflanzen:

Narayana Verlag, Blumenplatz 2, 79400 Kandern
Tel. +49 (0)7626-9749700; Fax +49 (0)7626-9749709
info@narayana-verlag.de
www.narayana-verlag.de

Ein Forum zum Austausch über Erfolge, Misserfolge, Fragen, Erklärungen, Wirkungen, Wünsche bietet: www.homeoplant.de

VIII Abbildungsnachweis

Abb. 1.1: Andreas Krone
Abb. 2.2: Angelika Wolter, Pixelio
Abb. 2.16, 3.1, 3.3, 3.6-3.7, 3.9-3.10, 3.12-3.13, 3.15, 3.18-3.21, 3.23-3.24, 4.9-4.10, 4.12, 4.22: Klaus Kuttig, Aerzen
Abb. 2.4-2.7, 2.10-2.15, 3.2, 3.5, 3.14, 3.16, 4.16, 4.19, 4.27, III.1: Christiane und Dieter Maute, Friedrichshafen
Abb. S1, S. 134-140, 1.4, 1.8, 4.21, II.3, IV.1-IV.6, 5. Kapitelbild, Arzneipflanzenbilder aus Kapitel 5, Schmuckbilder S. I, II: Narayana Verlag, Kandern
Abb. 1.6, 1.7, 3.17, 4.8, 4.15, 1., 2. und 4. Kapitelbild: Jutta Schneider und Michael Will
Abb. 1.2, 1.3, 1.5, 1.9, 2.1, 2.17, 3.4, 3.8, 3.11, 3.22, 4.1-4.4, 4.6-4.7, 4.18, 4.25, Schmuckbilder Seiten 57, 60, 111, 149: iStock
Abb. 4.11: © Gina Sanders – Fotolia.com
Abb. 2.3a: © Böhringer Friedrich
Abb. 2.3b: © Marco Ponepal
Abb. 2.8: © Migras
Abb. 2.9: © Serefo
Abb. 3.25: © VRD – Fotolia.com
Abb. 4.5: © Sulabaja – Fotolia.com
Abb. 4.13: © shadow – Fotolia.com
Abb. 4.14: © Anyka – Fotolia.com
Abb. 4.17: © DeVIce – Fotolia.com
Abb. 4.19d: © Elenathewise – Fotolia.com
Abb. 4.20: © Blickfang – Fotolia.com
Abb. 4.23: © dreamnikon – Fotolia.com
Abb. 4.24: © Iosif Szasz-Fabian – Fotolia.com
Abb. 4.26: Schmuckbild S. 17: © LianeM – Fotolia.com
Abb. 4.28: © herculaneum79 – Fotolia.com
Abb. 4.29: © audaxl – Fotolia.com
Abb. 4.30: © awfoto – Fotolia.com
Abb. 4.31: © kai-creativ – Fotolia.com
Abb. II.1: © forelle66 – Fotolia.com
Abb. II.2: © K.-U. Häßler – Fotolia.com
Schmuckbild S. 25: © Marion Neuhauß – Fotolia.com
Schmuckbild S. 110: © Flowphoto – Fotolia.com
3. Kapitelbild: © OSCAR – Fotolia.com
6. Kapitelbild: © JackF – Fotolia.com

IX Repertorium

A

Ameisen: Camph.

Aufbaumittel (Kräftigung, Stärkung): Arn., Ars., Bell., Calc-c., Calen., Carb-v., Carc., Chin., Cupr., Ign., Kali-i., Kali-p., Lyc., Mag-c., Mag-m., Mag-p., Nat-c., Nat-m., Petr., Phos., Psor., Sil., Solid., Sulph., X-Ray, Zinc.
- bei schlechtem Gedeihen: Psor.
- bei sehr kümmerlichen Pflanzen: Psor.
- für den Wurzelbereich: Kali-i
- für sehr empfindliche Pflanzen: Ign.
- für „überalterte" Pflanzen: Nat-c.
- nach überstandenem Feuerbrand oder Monilia: Sil.

B

Baumschnitt, vorbeugend nach: Arn.

Bienen, Bienenkrankheit: Nux-v., Puls.

Blätter
- Blasen, verfärben sich weiß-grünlich bis karminrot (= Kräusel-Krankheit): Arn., Calen., Carb-v., Dulc., Nat-s., Nosode, Rhus-t., Staph., Thuj.
- brandig: Anthrac.
- dick, Blattteile werden (= Kräusel-Krankheit): Arn., Calen., Carb-v., Dulc., Nat-s., Nosode, Rhus-t., Staph., Thuj.
- dunkel: Anthrac.
- fallen vorzeitig ab, mit Gelbfärbung: Lyc., X-Ray
- kräuseln sich nach dem Austrieb: (= Kräusel-Krankheit): Arn., Calen., Carb-v., Dulc., Nat-s., Nosode, Rhus-t., Staph., Thuj.
- Kräuselung, Einrollung: siehe Blattläuse, virale Erkrankungen
- „Mosaikzeichnung": Gels., Nux-v., Phos., Thuj.
- Schäden, sich schnell ausbreitende: Anthrac.
- verbräunen: Cupr., Nat-s., Sil., Sulph., Thuj.
- verbrannt, Aussehen wie (= Feuerbrand): Anthrac.
- verdorren: Anthrac., Arn., Ars., Bell., Calc-c., Calen., Carb-v., Carc., Chin., Cupr., Ign., Kali-i., Kali-p., Lyc., Mag-c., Mag-m., Mag-p., Nat-c., Nat-m., Petr., Phos., Psor., Sil., Solid., Thuj., X-Ray, Zinc.
- vergilben: siehe Schildläuse, Sternrußtau
- vertrocknen: Cupr., Nat-s., Sil., Sulph., Thuj. (siehe auch Insekten)
- welke: Arn., Ars., Bell., Calc-c., Calen., Carb-v., Carc., Chin., Cupr., Ign., Kali-i., Kali-p., Lyc., Mag-c., Mag-m., Mag-p., Nat-c., Nat-m., Petr., Phos., Psor., Sil., Solid., X-Ray, Zinc.

Blattachseln
- Spinnweben: siehe Spinnmilben

Blattfleckenkrankheit: Carb-v., Lyc., Nat-s., Nosode, Rhus-t., Solid., Sulph., Thuj.

Blattläuse
- an Rosen und Rosengewächsen: Cimic.
- begünstigt durch Ameisen: Camph.
- nach Vernachlässigung: Ign., Nat-m.

Blattoberfläche
- Belag, weiß, abwischbar, später schmutzig-bräunlich (= echter Mehltau): Cupr., Nat-s., Nosode, Sil., Sulph., Thuj.
- hell gesprenkelt: siehe Spinnmilben

Blattunterseite
- Pilzrasen, grau oder grau-violett (= falscher Mehltau): Cupr., Nat-s., Nosode, Sil., Sulph., Thuj.

Blitzschlag: Nux-v., Phos.

Blüten
- Knospenbildung, eingeschränkt (= Kräusel-Krankheit): Arn., Calen., Carb-v., Dulc., Nat-s., Nosode, Rhus-t., Staph., Thuj.

verbrannt, Aussehen wie (= Feuerbrand): Anthrac.

Boden, weist trockene Risse auf: Ars.

Braunfäule: Carb-v., Cupr., Dulc., Kali-i., Nat-s., Nosode, Sil., Thuj.

nach Regen, der länger als 9 Stunden anhält: Nat-s.

D

Dünger, in der ersten Wachstumsphase: Calc., Kali-p., Mag-c., Mag-m., Mag-p.

E

Echter Mehltau: Cupr., Nat-s., Nosode, Sil., Sulph., Thuj.

bei Phlox: Carb-v.

„Ekelgefühl" vor der Nahrung bei Bienen durch Vergiftung: Puls.

Empfindlich gegen:

Kälte: Mag-c., Petr., Sul-ac.

feuchte Kälte: Bell., Cimic., Dulc., Thuj.

Kälte und Nässe: Dulc., Nat-s., Puls., Sil., Thuj.

kaltes Gießwasser: Calc-c.

kalte Luft: Acon., Calc-c.

Zugluft: Acon., Ign., Mag-p., Nux-v., Petr., Rhus-t., Sil., Zinc.

F

Falscher Mehltau: Cupr., Nat-s., Nosode, Sil., Sulph., Thuj.

feuchtes, nasskaltes Wetter: Bell., Cupr., Dulc., Kali-i., Nat-s., Puls., Rhus-t., Sil., Sulph., Thuj.

Feuerbrand: Anthraci., Arn., Ars., Calen., Canth., Caust., Nosode, Rhus-t., Staph., Streptoc.

vorbeugend: Chin., Cupr.

Flecken bei Blättern:

bräunlich bis schwarz (= Blattfleckenkrankheit): Carb-v., Lyc., Nat-s., Nosode, Rhus-t., Solid., Sulph., Thuj.

schwarz, „sternchenförmig" (= Sternrußtau): Carb-v., Cupr., Lyc., Nat-s., Nosode, Rhus-t., Solid., Sulph., Thuj.

schwarz, unregelmäßig, durch Blattadern begrenzt (= Blattfleckenkrankheit): Carb-v., Lyc., Nat-s., Nosode, Rhus-t., Solid., Sulph., Thuj.

Föhnwind, warmer Wind: Gels.

Frost, Frostschäden, Erfrierungen: Acon., Bell., Carb-v., Petr., Psor., Zinc.

anschließende starke Sonneneinstrahlung: Bell.

Rissverletzungen: Calen., Petr.

Früchte

Auswüchse, warzenartige: Gels., Nux-v., Phos., Thuj.

braune, runzelige, harte Stellen: siehe spezifische Krankheiten – Braunfäule

fallen ab (= Kräusel-Krankheit): Arn., Calen., Carb-v., Dulc., Nat-s., Nosode, Rhus-t., Staph., Thuj.

Flecken, braune, um die Kelchgrube (=Krebs): Arn., Carb-v., Carc., Nosode, Staph., Thuj.

Lederfäule, schwarze (= Monilia): Carb-v., Nosode, Carc., Thuj.

Rußtaubelag, schwarzer (weiße Fliege): siehe Schädlinge – Insekten

verbrannt, Aussehen wie (= Feuerbrand): Anthrac.

verformt, klein und hart: Gels., Nux-v., Phos., Thuj.

G

Gewitter, heftiges, Folgen von: Phos.

H

Hagelschaden: Acon., Arn., Calen., Carb-v., Nux-v., Sil., Staph.

Hagelschlag, Sturm- oder Windbruch: Arn., Calen.

Honigtau: siehe Blattläuse, Schildläuse, Weiße Fliege

I

Insekten: Cimic., Cupr., Nat-m., Schädlings-Nosode, Petr., Psor., Sil., Staph., Sulph.
 an hartlaubigen Gewächsen: Petr.

K

Kälte, Folgen von: Phos., Psor., Sil.
Kälte, Kälteschaden: Acon., Bell., Calc-c., Carb-v., Cupr., Dulc., Mag-m., Mag-p., Nux-v., Phos., Psor., Puls., Rhus-t., Sil., Solid., Sul-ac., Thuj., Zinc.
Kälte im Wurzelbereich: Dulc., Nux-v., Puls., Sil.
 gut in Berglagen: Nux-v.
Kälte, lang anhaltend: Zinc.
Kälte, starker und Frost: Acon., Petr., Psor., Sil.
Kälte und Nässe: Dulc., Sil., Solid., Thuj.
Kälteeinbruch: Acon., Zinc.
kaltes Wetter, Folgen von: Acon., Mag-p., Psor., Puls., Sil., Thuj.
klein, minderwüchsig: Arn., Ars., Bell., Calc-c., Calen., Carb-v., Carc., Chin., Cupr., Ign., Kali-i., Kali-p., Lyc., Mag-c., Mag-m., Mag-p., Nat-c., Nat-m., Petr., Phos., Psor., Sil., Solid., X-Ray, Zinc.
Kräuselkrankheit: Arn., Calen., Carb-v., Dulc., Nat-s., Nosode, Rhus-t., Staph., Thuj.
 durch feuchtes, schwül-warmes Wetter: Nat-s.
Krebs: Arn., Carb-v., Carc., Nosode, Staph., Thuj.
 in Rissen: Calen.
 nach überstandenem: Sulph.

L

Läuse: Camph., Psor., Staph., Sulph.
 begünstigt durch Ameisen: Camph.
Licht, zu wenig, Folgen von: Petr.

M

Magnesiummangel des Bodens: Mag-c., Mag-m., Mag-p.
Mehltau: siehe Echter Mehltau, Falscher Mehltau
Mobilfunk: Kali-i., Lyc., X-Ray
Monilia-Fruchtfäule/Spitzendürre: Carb-v., Nosode, Carc., Thuj.

N

Nässe: Dulc., Mag-p., Rhus-t., Thuj.
Nässe und Schwüle: Nat-s.
Nässestau: Bell., Cupr., Dulc., Kali-i., Nat-s., Puls., Rhus-t., Sil., Sulph., Thuj.
Nässe- und Kälteperioden: Bell., Cimic., Dulc., Mag-p., Puls., Rhus-t., Sil., Solid., Thuj.
nasskaltes Wetter: Bell., Dulc., Puls., Sil., Thuj.
Nordwind, bei und nach kaltem: Acon.
Nordwind, kalter, trockener: Acon.

P

Pflanzensaftverlust: Chin.
Pflanzenschutzmittel bei Bienen, Folgen von: Nux-v., Puls.
Phosphorarmer Boden: Phos.
Pilzerkrankung: Carb-v., Carc., Caust., Cupr., Lyc., Nat-s., Nosode, Rhus-t., Sil., Solid., Sulph., Thuj.
 Blätter, mit schwarz werdenden: Solid.
 durch kalt-nebliges Wetter: Thuj.
 durch schädlinge (Ameisen, Blattläuse, Schildläuse): Camph.
 durch Wärme- und Hitzeschaden: Ars., Nat-s., Thuj.
 Berglagen, für: Thuj.
 Baum- und Strauchschnitt, Pilzbefall an der Schnittstelle nach: Carb-v., Caust., Staph.

R

Radioaktive Verstrahlung: Kali-i., Lyc., X-Ray
Raupen: Sulph.

Regen, lang anhaltender: Bell., Cupr., Dulc., Kali-i., Nat-s., Puls., Rhus-t., Sil., Solid., Sulph., Thuj.
- Düngegaben, um Ausschwemmung der Nährstoffe auszugleichen: Calc-c., Kali-p., Mag-c., Mag-m., Mag-p.

Regen, lang anhaltender, kalter: Dulc., Nat-s., Puls., Thuj.

Regenperioden, warme, lang andauernde: Nat-s.

Regenwasser, kaltes: Puls.

Riesenwuchs: Cupr.

Rinde
- Aufplatzen der Rinde nach starker Kälte: Petr.
- Holz, rötlich-braunes, unter der befallenen Rinde (= Feuerbrand): Anthrac.
- Polsterschimmel um Verletzung (= Monilia): Carb-v., Nosode, Carc., Thuj.
- Rindenteile sinken ein (= Feuerbrand): Anthrac.
- Risse (= Feuerbrand): Anthrac., Calen,. Carb-v., Petr.
- Risse an hartlaubigen Gewächsen: Petr.
- Schleim, orangebrauner, auf der Rinde (= Feuerbrand): Anthrac.
- Wucherung, knollenartige, schuppige (=Krebs): Arn., Carb-v., Carc., Nosode, Staph., Thuj.
- Wunden, tief ins Holz reichend (=Krebs): Arn., Calen., Carb-v., Carc., Nosode, Staph., Thuj.

Rissverletzungen: Calen.

Rußtaubelag, schwarzer: siehe Ameisen, Blattläuse, Schildläuse, Weiße Fliege

S

Schildläuse: Petr.

Schimmelbildung durch feuchtes Wetter: Dulc., Nat-s., Thuj.

Schnecken: Helx., Schnecken-Nosode

Schneefall, kaltes, nasses Wetter: Dulc.

Schnittverletzung nach Baumschnitt: Staph.

Schnittwunden (Baum- und Strauchschnitt): Arn., Calen., Staph.
- bei schlechter „Wundheilung“: Sil.

Schürfwunden: Calen.

Schwäche: Arn., Ars., Bell., Calc-c., Calen., Carb-v., Carc., Chin., Cupr., Ign., Kali-i., Kali-p., Lyc., Mag-c., Mag-m., Mag-p., Nat-c., Nat-m., Petr., Phos., Psor., Sil., Solid., Sulph., X-Ray, Zinc.

Seeluft, zu viel Salz in Luft und Boden: Mag-m., Nat-m., Phos., Solid.

Sonnenbrand: Acon., Bell., Gels.
- mit Blasenbildung: Canth., Caust.
- verbrannt aussehende Blattspitzen: Phos.

Sonneneinstrahlung:
- direkte (= Sonnenbrand): Acon., Bell., Camph., Canth., Caust., Gels., Ign., Nat-c., Nat-m., Phos.
- intensive: Acon., Bell., Canth., Caust., Gels., Ign., Nat-c., Nat-m., Phos.

Spinnmilben: Psor., Sulph.

Stängel
- abgeknickt: Arn.
- Flecken, dunkelbraune (= Braunfäule): Carb-v., Cupr., Dulc., Kali-i., Nat-s., Nosode, Sil., Thuj.
- Sonnenbrand: Bell.
- zu schwach, knickt leicht ab: Calc-c.

Staunässe, kalte, im Wurzelbereich: Dulc., Sil., Thuj.

Sternrußtau: Carb-v., Cupr., Lyc., Nat-s., Nosode, Rhus-t., Solid., Sulph., Thuj.

Stoß, Schlag, Fall, Folge von: Arn.

Stress, Folgen von: Acon., Arn., Bell., Calen., Gels., Ign., Nat-m., Nux-v., Phos., Sil., Staph., Sulph.,

stressanfällige Pflanzen: Gels., Ign., Nux-v.

Streusalzausbringung im Winter, Folgen von: Nat-m.

Sturm, bei plötzlichem: Acon.
Sturm oder Wind, plötzlich einsetzender kalter: Acon.

T

Tomaten, wachstumsfördernde Maßnahmen bei: Calc-c., Carb-v., Cupr., Mag-p., Nat-s., Nosode, Thuj.
vorbeugend: Calc-c., Mag-p.
bei sehr kalkhaltigen Böden: Mag-p., Kali-p
Triebe
sterben ab (=Krebs): Arn., Carb-v., Carc., Nosode, Staph., Thuj.
Triebspitzen, nach unten gekrümmt (= Feuerbrand): Anthrac.
Wucherungen, klein, eingesunken, krebsartig (=Krebs): Arn., Carb-v., Carc., Nosode, Staph., Thuj.
Trockenheit, lang anhaltende, Folgen von: Ars., Bell., Caust., Chin.

U

Überdüngung, Folgen von: Nat-m., Solid.
Überwinterung, nach schlecht überstandener: Gels., Ign., Nux-v., Petr.
Umtopfen, Stress durch: Acon., Arn., Calen., Gels., Nux-v., Staph.
Umtopfen, Verletzung durch: Arn.

V

Varroa-Milbe: Nux-v., Puls.
Verfärbung der Blätter: Acon., Arn., Ars., Bell., Calc-c., Calen., Carb-v., Chin., Cupr., Ign., Kali-i,. Kali-p., Lyc., Mag-p., Nat-c., Nat-m., Phos., Psor., Sil., Solid., X-Ray, Zinc.
bräunlich rot, nach Frost: Acon., Bell., Carb-v., Petr., Psor., Zinc.
braun bis schwarz, verwelken (= Braunfäule): Carb-v., Cupr., Dulc., Kali-i., Nat-s., Nosode, Sil., Thuj.
durch Mobilfunk: Lyc.
gelb, vorzeitig im Sommer: Lyc., X-Ray
rötlich bis rötlich braun: Bell.
schwarz: Anthrac.
verfrühte Herbstfärbung. Lyc., X-Ray
Vergiftung durch:
Autoabgase: Kali-p., Puls., Sul-ac., Sul-i.
Bleivergiftung: Caust., Sul-ac.
chemische Pflanzenschutzmittel: Ars., Nux-v., Puls., Sil., Sulph.
Industrie- und Autoabgase: Caust., Puls., Sul-ac.
Kupfer- und Schwefeldämpfe: Puls.
Ölheizung: Kali-p., Sul-i.
Säuren: Carb-v., Caust., Kali-p., Puls., Sil., Sul-ac., Sul-i.
Schwefelwasserstoff: Kali-p.
Vergiftung bei Bienen, Folge von: Nux-v.
Verkrüppelung: Arn., Ars., Calc-c., Calen., Carb-v., Chin., Cupr., Ign., Kali-p., Lyc., Mag-c., Mag-m., Mag p., Nux-v., Phos., Psor., Sil., Solid., X-Ray, Zinc.
Vernachlässigte Pflanzen: Calc-c., Ign., Mag-c., Mag-m., Mag-p., Nat-m., Phos., Sil., Sulph.
Versalzung, Folgen von: Mag-m., Nat-m., Phos., Solid.
Versetzen, Verletzung durch: Arn.
wenn Wurzeln abgerissen wurden: Calen.
Virale Erkrankungen: Gels., Nux-v., Phos., Thuj.
bei warzenartigen Wucherungen: Gels., Thuj.
mit deformierten Früchten: Gels., Nux-v., Phos., Thuj.

W

Wärme-, Hitzeschäden: Acon., Ars., Bell., Canth., Chin., Gels., Ign., Nat-c., Nat-m., Phos., Sil., Sulph.
Wärme- und Trockenperioden, nach: Ars., Bell., Caust., Sulph.

Wassermangel: Ars., Bell., Sulph.
Weiße Fliege: Psor., Sulph.
Wetterwechsel:
- von kalt zu feucht-schwül: Nat-s.
- von kalt zu warm: Nat-s., Sulph.
- von trocken zu feucht: Dulc.
- von warmem zu kaltem Wetter: Carb-v., Dulc., Nux-v., Puls., Rhus-t., Sil.

Wind, kalter, trockener: Acon., Cupr.
Winde, kalte: Acon., Camph., Mag-p.
Witterungsbedingte Schäden:
- heiße Tage und sehr kalte Nächte: Acon., Bell.
- sehr feuchtes, warmes Wetter: Nat-s.
- vorbeugend, wenn Frühjahr oder Sommer sehr feucht und kalt: Bell., Dulc., Nat-s., Thuj.

Woll-Läuse: Petr.
Wundenbildung (z. B. nach Hagel): Arn.
Wundverletzungen, wenn sie nicht heilen: Sil.
Wurzeln
- Kräftigungsmittel: Kali-i
- Nässestau im Wurzelbereich: Dulc., Nat-s., Puls., Sil., Thuj.
- Wachstum, schwaches: Arn., Ars., Bell., Calc-c., Calen., Carb-v., Carc., Chin., Cupr., Ign., Kali-i., Kali-p., Lyc., Mag-c., Mag-m., Mag-p., Nat-m., Nux-v., Phos., Psor., Sil., Solid., Sulph., X-Ray, Zinc.

Z

Zimmerluft, warme, trockene: Petr.
Zweige, sterben ab (Krebs): Arn., Carb-v., Carc., Nosode, Staph., Thuj.
Zwergwuchs: Arn., Ars., Calc-c., Calen., Lyc., Mag-c., Mag-m., Mag-p., Nat-c., Nat-m., Phos., Psor., Sil.

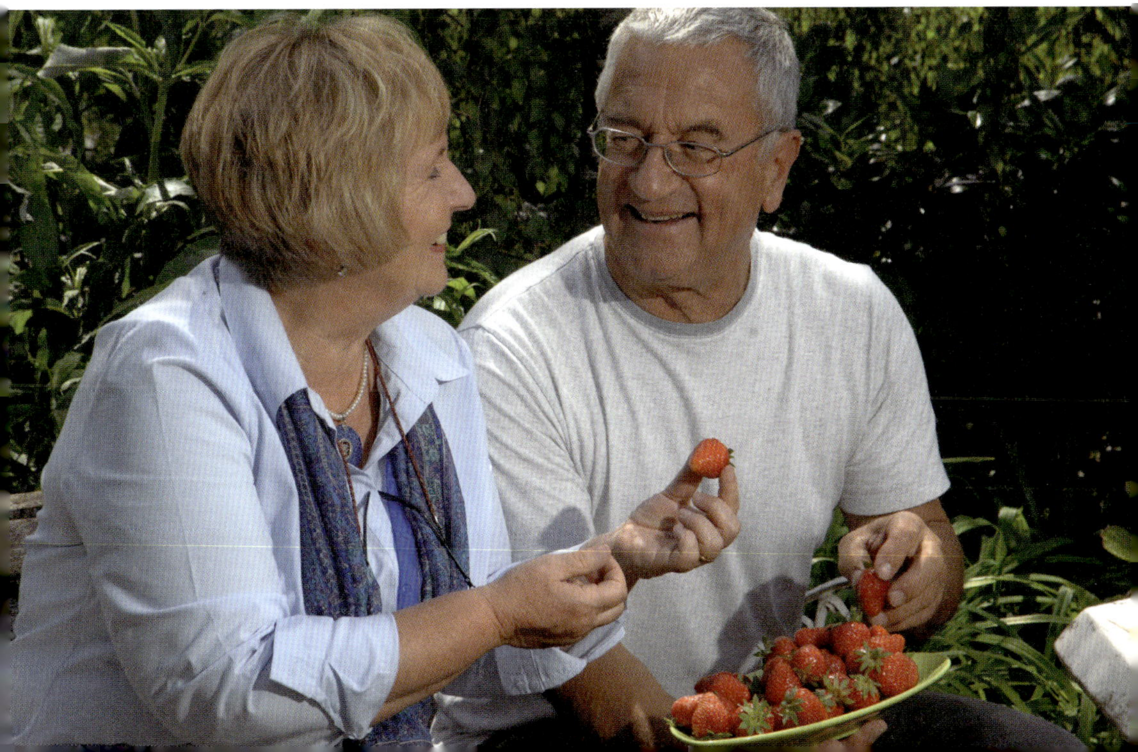

X Stichwortverzeichnis

Impressum

Christiane Maute
Homöopathie für Pflanzen
Ein praktischer Leitfaden für Zimmer-, Balkon- und Gartenpflanzen
Mit Hinweisen zur Dosierung, Anwendung und Potenzwahl

1. Ausgabe 2011
2. Ausgabe 2011
3. erweiterte Ausgabe 2011
4. Ausgabe 2012
5. erweiterte Ausgabe 2012
6. erweiterte Ausgabe 2012
7. aktualisierte Auflage 2013

ISBN 978-3-941706-42-2
Lektorat: Christel Hämmerle, München
Satz: Kadja Gericke, Arnstorf
Coverabbildung © iStockphotos ooyoo

Herausgeber:
Narayana Verlag GmbH,
Blumenplatz 2, 79400 Kandern
Tel.: +49 7626 974970-0
E-Mail: info@narayana-verlag.de, www.narayana-verlag.de

Die Empfehlungen dieses Buches wurden von Autor und Verlag nach bestem Wissen erarbeitet und überprüft. Dennoch kann eine Garantie nicht übernommen werden. Weder der Autor noch der Verlag können für eventuelle Nachteile oder Schäden, die aus den im Buch gegebenen Hinweisen resultieren, eine Haftung übernehmen.

Weitere Titel im Narayana Verlag

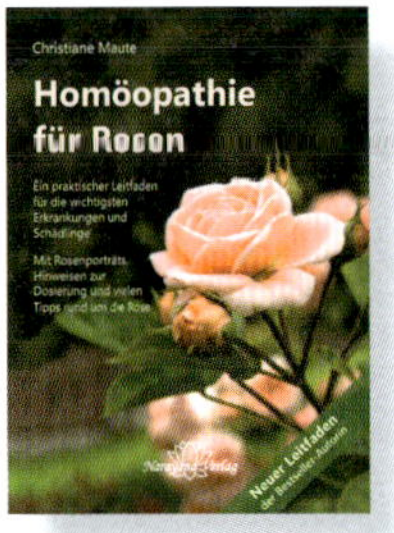

Christiane Maute

Homöopathie für Rosen

Ein praktischer Leitfaden für die wichtigsten Erkrankungen und Schädlinge. Mit Rosenporträts, Hinweisen zur Dosierung und vielen Tipps rund um die Rose

200 Seiten, geb., € 29,-

Die Pionierin Christiane Maute hat nach ihrem Bestseller auf vielfachen Wunsch nun einen homöopathischen Ratgeber speziell für Rosen geschrieben. Ihre Tipps kann auch der Laie sehr gut umsetzen. Das Werk ist ein umfassender Leitfaden – angefangen bereits bei der Auswahl der passenden Rosensorte, der Pflanzung, Düngung und Pflege.

Die homöopathische Behandlung umfasst Frostschäden, Neupflanzung, Nässestau, Mangelerkrankungen und typische Erkrankungen wie Rosenmehltau, Blattfleckenkrankheit, Rosenrost und Sternrußtau und Schädlinge wie Blattläuse oder Rosen-Triebbohrer.

Der Ratgeber gibt auch informative Porträts der verschiedensten Rosenarten und endet mit einer Übersicht der wichtigsten homöopathischen Mittel für Rosen, die in einer Gartenapotheke nicht fehlen dürfen. Ein Standardwerk der beliebten Autorin, das die Rosenpflege revolutionieren wird.

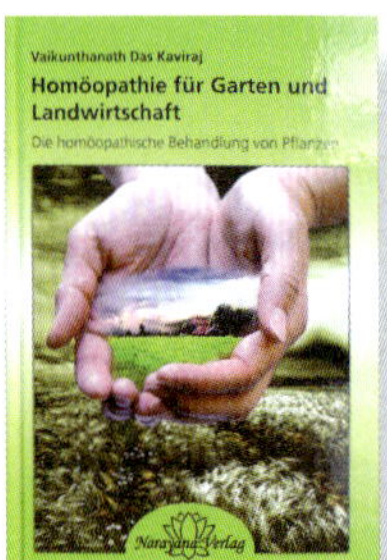

Vaikunthanath Das Kaviraj

Homöopathie für Garten und Landwirtschaft

Die homöopathische Behandlung von Pflanzen

376 Seiten, geb., € 34,-

Eine bahnbrechende Neuerscheinung über die homöopathische Therapie von Pflanzenerkrankungen. Der erfahrene Homöopath Kaviraj beschreibt die homöopathische Therapie der Pflanzenkrankheiten bei Nährstoffmangel, bei Schädlings- und Pilzbefall, bei bakteriellen und viralen Erkrankungen, Verletzungen und auf die homöopathische Unkrautbekämpfung ein. Zahlreiche Abbildungen erleichtern die Diagnose der Krankheiten.

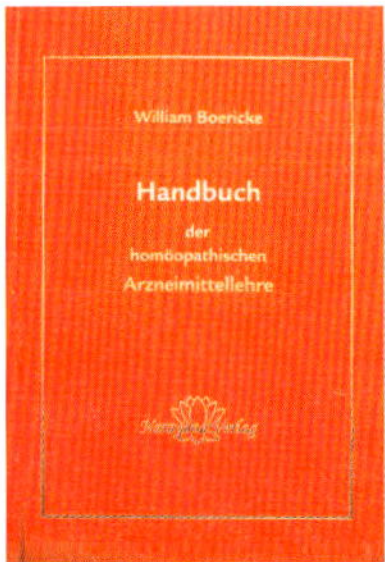

William Boericke

Handbuch der homöopathischen Arzneimittellehre

736 Seiten, geb., mit Goldprägung, € 35,-

"Der Boericke" ist eine sehr umfangreiche Arzneimittellehre, die in der Anzahl der beschriebenen Mittel auch von mehrbändigen Enzyklopädien oft nicht erreicht wird und trotzdem handlich geblieben ist. Man staunt immer wieder, wie viele seltenste und kleinste Mittel hier zu finden sind. Erreicht wurde dies, indem sich der Autor bei jedem Mittel kurz fasste und auf das Wesentliche konzentrierte. Nicht umsonst ist es weltweit seit Jahrzehnten das beliebteste homöopathische Nachschlagewerk.

Diese Neuübersetzung ist die preislich günstigste und gleichzeitig umfassendste Boericke-Ausgabe. Sämtliche kleinen Mittel, die Boericke entweder im Anhang oder unter anderen Mitteln nur als Querverweise nannte, wurden in dieser Ausgabe alphabetisch integriert. Damit umfasst der Boericke mehr als 1.200 Mittel.

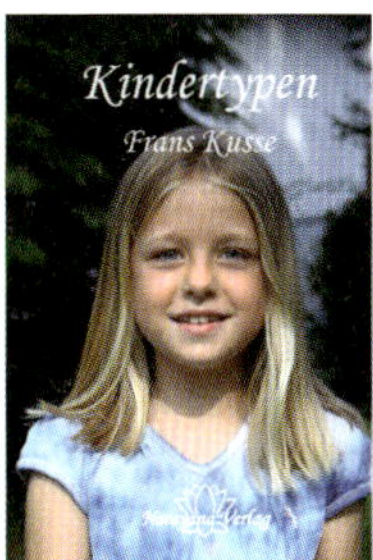

Frans Kusse

Kindertypen

56 homöopathische Konstitutionsmittel

280 Seiten, geb., € 39,-

Der holländische Arzt Frans Kusse beschreibt aus seiner großen klinischen Erfahrung 56 häufige homöopathische Kindertypen. Gekonnt schildert er besonders die psychischen Merkmale der einzelnen Mittel und lässt anschauliche Mittelbilder entstehen, die leicht wiederzuerkennen sind. Das Buch ist richtig originell und stammt aus der Feder eines Praktikers. Neben Polychresten wie Belladonna oder Pulsatilla beschreibt er auch weniger bekannte Mittel wie Beryll, Lithium, Mangan, Helium, Hydrogen oder Saccharum officinale. Diese sind bei Kindern sehr oft angezeigt, doch wurden sie bisher meist nur für Erwachsene geschildert. Weil wir die Qualität der Mittelbilder mögen, wollten wir es als Herausgeber nicht nur bei einer Übersetzung belassen. So haben wir diese erste deutsche Ausgabe durch Fotos bereichert. Gerade die homöopathische Typologie profitiert durch solche Portraits besonders.

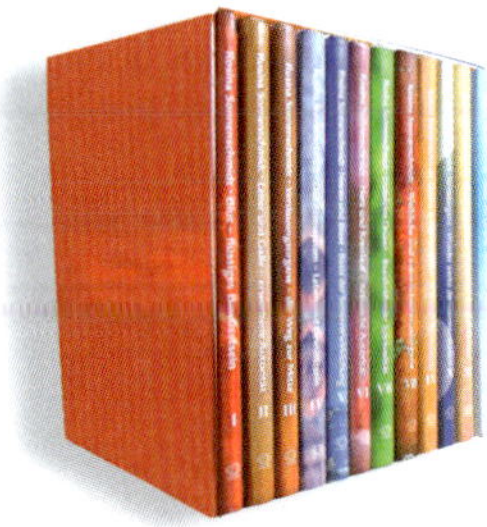

Rosina Sonnenschmidt

Schriftenreihe Organ-Konflikt-Heilung

12 Bände, das Set kostet (statt 13 x 34 EUR = 442 EUR) nur 12 x 30,45 EUR plus Register.

Eine Krankheit manifestiert sich gemäß dem Resonanzprinzip am passenden organischen Ort und vermittelt den Konflikt und die Lösung. Rosina Sonnenschmidt verbindet in der Schriftenreihe in einer einmaligen Kombination ganzheitliche Heilansätze aus Homöopathie, Miasmatik, chinesischer Medizin, Ernährung, Konfliktlösung und Übungen zu einem ganzheitlichen Therapiekonzept.

Band 1: Blut – flüssiges Bewusstsein, Band 2: Leber und Galle – erworbene Autorität, Band 3: Verdauungsorgane – der Weg zur Mitte, Band 4: Atemorgane – Leben und Bewusstsein, Band 5: Nieren und Blase – Basis der Selbstverwirklichung, Band 6: Herz und Kreislauf – natürliche Autorität, Band 7: Endokrine Drüsen – Basiskräfte der Spiritualität, Band 8: Weibliche und männliche Geschlechtsorgane – Selbstverwirklichung, Band 9: Gehirn und Nervensysteme – Blüte der Spiritualität, Band 10: Sinnesorgane – Wunderwerk der Kommunikation, Band 11: Gliedmaßensystem – Fort-Schritt auf allen Ebenen, Band 12: Häute und Lymphsystem – Bastionen der Immunkraft.

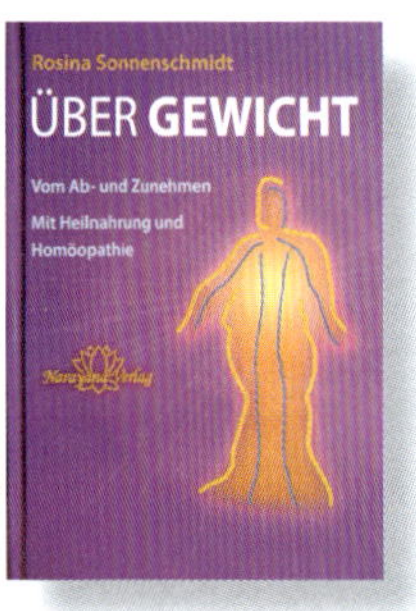

Rosina Sonnenschmidt

Über Gewicht

Vom Ab- und Zunehmen – Mit Heilnahrung und Homöopathie

200 Seiten, Heft, € 34,-

Bei Übergewicht empfindet man sich unbewusst als zu leicht. Es mangelt an Erdung und man beschwert sich mit materieller Nahrung. Bei Untergewicht nimmt man sich als zu schwer wahr und erleichtert sich durch Verzicht auf Nahrung. Rosina Sonnenschmidt versteht es, eine versöhnliche Haltung des Lesers zu sich selbst anzuregen und stellt die Neigung zu viel oder zu wenig zu essen in einem ganzheitlichen Behandlungskonzept vor. Dabei bilden Basistherapien mit Darmsanierung, Entsäuerung, rhythmischen Atemübungen und Hautpflege das Fundament. Darauf baut die Haupttherapie mit Ernährung und Homöopathie auf.

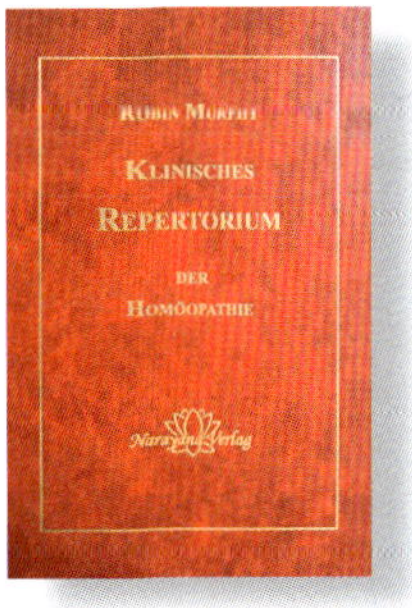

Robin Murphy

Klinisches Repertorium

Ein modernes, praktisches, alphabetisch geordnetes Repertorium

2.304 Seiten, geb., mit Goldprägung, € 125,-

Eines der großen Standardrepertorien. Ein Vorteil ist seine einfache alphabetische Struktur, die die Handhabung erleichtert und selbst Anfängern einen schnellen Zugang ermöglicht. Viele Homöopathen bestätigten uns, dass das Werk handlich und praktisch ist und dass sie nur noch mit dem Murphy arbeiten, seit sie ihn kennengelernt haben.

Einzigartig bei diesem Repertorium ist ein klinischer Teil, der Krankheitsbilder und Diagnosen zusammenfasst. Außerdem gibt es Kapitel über Impfungen, Konstitution und Vergiftungen und einen Wortindex, wie man es in anderen Repertorien so nicht findet. Enthält neue klinische Rubriken wie Ebola, ADHS, Chronic Fatigue und Multiple Sklerose.

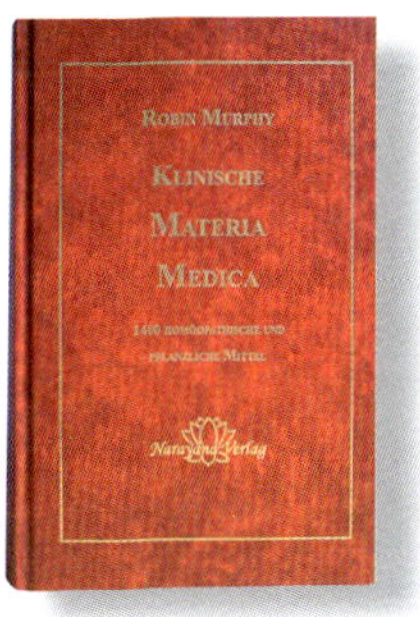

Robin Murphy

Klinische Materia Medica

1400 homöopathische und pflanzliche Mittel

2.400 Seiten, geb., mit Goldprägung, € 138,-

Die Klinische Materia Medica ist eine der führenden Arzneimittellehren weltweit. In dieser Preisklasse ist sie bezogen auf das Preis-Leistungs-Verhältnis das mit Abstand beste Werk.

Robin Murphy kombiniert Arzneimittelprüfungen mit der historischen Anwendung, der klinischen Anwendung sowie der Toxikologie. Neben Klassikern wie Clarke, Boericke und Burnett sind auch modernere Arzneimittelbeschreibungen wie z. B. von Skorpion oder Diamant integriert.

Die Symptome sind nach dem gleichen alphabetischen Schema wie im Repertorium geordnet. Damit ist das Buch die ideale Materia Medica in Kombination mit Murphys „Klinischem Repertorium".

Paketpreis der beiden Werke von Robin Murphy: statt € 263,- nur € 245,-